150 Jahre
Kohlhammer

Pädiatrische Neurologie

Herausgegeben von Florian Heinen
Übersicht über die bereits erschienenen Bände:

Mijna Hadders-Algra
Praxis Entwicklungsneurologie
Untersuchung auf Milde Neurologische Dysfunktion (MND)
2014. 176 Seiten mit 77 Abb. und 9 Tab. Inkl. ContentPLUS. Kart.
€ 49,99
ISBN 978-3-17-022197-0

Mirjam N. Landgraf/Florian Heinen
Fetales Alkoholsyndrom
S3-Leitlinie zur Diagnostik
2013. 224 Seiten mit 7 Abb. und 3 Tab. Inkl. ContentPLUS. Kart.
€ 19,90
ISBN 978-3-17-023444-4

Florian Heinen/Sandro Krieg/Ingo Borggräfe u. a.
Neuropharmakotherapie und klinische Systematik
2012. 442 Seiten mit 62 Abb.
Inkl. ContentPLUS. Kart.
€ 99,90
ISBN 978-3-17-021663-1

Wolfgang Müller-Felber/Ulrike Schara
Neuromuskuläre Erkrankungen bei Kindern und Jugendlichen
Leitfaden für die klinische Praxis
2015. 256 Seiten mit 6 Tab.
€ 69,99
ISBN 978-3-17-022485-8

Mirjam N. Landgraf, Florian Heinen

Fetale Alkoholspektrumstörungen

S3-Leitlinie zur Diagnostik

Verlag W. Kohlhammer

Dieses Werk einschließlich aller seiner Teile ist urheberrechtlich geschützt. Jede Verwendung außerhalb der engen Grenzen des Urheberrechts ist ohne Zustimmung des Verlags unzulässig und strafbar. Das gilt insbesondere für Vervielfältigungen, Übersetzungen, Mikroverfilmungen und für die Einspeicherung und Verarbeitung in elektronischen Systemen.

Die Wiedergabe von Warenbezeichnungen, Handelsnamen und sonstigen Kennzeichen in diesem Buch berechtigt nicht zu der Annahme, dass diese von jedermann frei benutzt werden dürfen. Vielmehr kann es sich auch dann um eingetragene Warenzeichen oder sonstige geschützte Kennzeichen handeln, wenn sie nicht eigens als solche gekennzeichnet sind.

Es konnten nicht alle Rechtsinhaber von Abbildungen ermittelt werden. Sollte dem Verlag gegenüber der Nachweis der Rechtsinhaberschaft geführt werden, wird das branchenübliche Honorar nachträglich gezahlt.

1. Auflage 2017

Alle Rechte vorbehalten
© W. Kohlhammer GmbH, Stuttgart
Gesamtherstellung: W. Kohlhammer GmbH, Stuttgart

Print:
ISBN 978-3-17-032128-1

E-Book-Formate:
pdf: ISBN 978-3-17-032129-8
epub: ISBN 978-3-17-032130-4
mobi: ISBN 978-3-17-032131-1

Für den Inhalt abgedruckter oder verlinkter Websites ist ausschließlich der jeweilige Betreiber verantwortlich. Die W. Kohlhammer GmbH hat keinen Einfluss auf die verknüpften Seiten und übernimmt hierfür keinerlei Haftung.

Inhaltsverzeichnis

Abkürzungsverzeichnis 8

Pocketguide FASD

1 Einleitung 11

2 Methodik 14
   2.1 Zusammensetzung der Leitliniengruppe 14
   2.2 Literaturrecherche und Evidenzbasierung 18
   2.3 Erstellung von Evidenztabellen 20
   2.4 Formale Konsensfindung und Formulierung von Empfehlungen 21
   2.5 Verabschiedung 21
   2.6 Verbreitung und Implementierung 22
   2.7 Finanzierung der Leitlinie und Darlegung möglicher Interessenkonflikte 23
   2.8 Gültigkeitsdauer und Aktualisierungsverfahren 24

3 Hintergrundinformationen (Ergebnisse der fokussierten Literaturrecherche) 25
   3.1 Prävalenz von mütterlichem Alkoholkonsum in der Schwangerschaft und Prävalenz des Fetalen Alkoholsyndroms 25
   3.2 Risikofaktoren für mütterlichen Alkoholkonsum in der Schwangerschaft 29
   3.3 Risikofaktoren für die Entwicklung einer Fetalen Alkoholspektrumstörung 34

4 Diagnose Fetale Alkoholspektrumstörungen bei Kindern und Jugendlichen 36
   4.1 Konsentierte Kriterien und Empfehlungen für die Diagnostik des Vollbildes Fetales Alkoholsyndrom FAS (fetal alcohol syndrome) bei Kindern und Jugendlichen 36
   4.2 Konsentierte Kriterien und Empfehlungen für die Diagnostik des partiellen Fetalen Alkoholsyndroms pFAS (partial fetal alcohol syndrome) bei Kindern und Jugendlichen 56

4.3		Konsentierte Kriterien und Empfehlungen für die Diagnostik der alkoholbedingten entwicklungsneurologischen Störung ARND (alcohol related neurodevelopmental disorders) bei Kindern und Jugendlichen	68
4.4		Konsentierte Empfehlung für die Diagnostik der alkoholbedingten angeborenen Fehlbildungen ARBD (alcohol related birth defects) bei Kindern und Jugendlichen	72
4.5		Differentialdiagnosen zu den FASD bei Kindern und Jugendlichen	72

Anhang 1: Methodik Fokussierte Literaturrecherche – Hintergrundinformationen 76

Anhang 2: Methodik systematische Literaturrecherche – Diagnostische Kriterien des FAS (nur Vollbild) 87

Anhang 3: Evidenzklassifikationssystem nach Oxford (März 2009) 94

Anhang 4: Eingeschlossene Studien der systematischen Literaturrecherche zum FAS (Vollbild) 99

Anhang 5: Methodik systematische Literaturrecherche – Diagnostische Kriterien des pFAS, der ARND und der ARBD 104

Anhang 6: Eingeschlossene Studien der systematischen Literaturrecherche zum pFAS, zur ARND und zu den ARBD 110

Anhang 7: Vorgeschlagene neuropsychologische Diagnostik bei Kindern und Jugendlichen mit Verdacht auf FASD 115
Güteparameter der vorgeschlagenen neuropsychologischen Testverfahren zur Diagnostik von Kindern und Jugendlichen mit Verdacht auf FASD 119

Register 141

Elektronisches Zusatzmaterial
Pocket Guide Fetale Alkoholspektrumstörungen zum Ausdrucken unter[1]:

Link: http://downloads.kohlhammer.de/?isbn=978-3-17-032128-1; Passwort: r8cwwn7v

---

1 Wichtiger urheberrechtlicher Hinweis: Alle zusätzlichen Materialien, die im Download-Bereich zur Verfügung gestellt werden, sind urheberrechtlich geschützt. Ihre Verwendung ist nur zum persönlichen und nichtgewerblichen Gebrauch erlaubt. Jede Verwendung außerhalb der engen Grenzen des Urheberrechts ist ohne Zustimmung des Verlags unzulässig und strafbar. Das gilt insbesondere für Vervielfältigungen, Mikroverfilmungen und für die Einspeicherung und Verarbeitung in elektronischen Systemen.

Abkürzungsverzeichnis

4DDC	4-Digit Diagnostic Code
ABAS	Adaptive Behaviour System
ACOG	American Congress of Obstetricians and Gynecologists
ADD	Attention Deficit Disorder - Aufmerksamkeitsstörung ADS
ADHD	Attention Deficit Hyperactivity Disorder - Aufmerksamkeits-Hyperaktivitätsstörung ADHS
ADHS	Attention Deficit Hyperactivity Syndrome - Aufmerksamkeitsdefizit-Hyperaktivitäts-Syndrom
AE	Alcohol exposed – Alkohol exponiert
ÄZQ	Ärztliches Zentrum für Qualität in der Medizin
ALT	Alanin-Aminotransferase
ANOVA	Analysis of Variance - Varianzanalyse
ARBD	Alcohol Related Birth Defects - alkoholbedingte angeborene Malformationen
ARND	Alcohol Related Neurodevelopmental Disorder - alkoholbedingte entwicklungsneurologische Störung
AST	Aspartat-Aminotransferase
AUC	Area Under The Curve - unter der Kurve liegender Bereich
AWMF	Arbeitsgemeinschaft der Wissenschaftlichen Medizinischen Fachgesellschaften e.V.
BASC	Behavior Assessment System for Children
Binge Drinking	Exzessiver Alkoholkonsum zu einer Gelegenheit
BMA	British Medical Association
BMI	Body Mass Index
BRIEF	Behavior Rating Inventory of Executive Function
CANTAB	Cambridge Neuropsychological Test Automated Battery
CASL	Comprehensive Assessment of Spoken Language
CAVLT	Children´s Auditory Verbal Learning Test
CBCL	Child Behavior Checklist - Verhaltens-Fragebogen für Kinder
CD	Conduct Disorder - Verhaltensstörung
CDC	Centre of Disease Control
CDT	Carbohydrat-defizientes Transferrin
CEBM	Centre for Evidence Based Medicine
CELF	Clinical Evaluation of Language Fundamentals -
CELF-P	Clinical Evaluation of Language Fundamentals - Preschool
CIFASD	Collaborative Initiative on Fetal Alcohol Spectrum Disorders
CMS	Children's Memory Scale
CNS	Central Nervous System – zentrales Nervensystem
CPM	Coloured Progressive Matrices
CRS-R	Conners' Rating Scales-Revised

Abkürzungsverzeichnis

CPT	Continuous Performance Test
CVLT-C	California Verbal Learning Test-Children's Version
D-KEFS	Delis Kaplan Executive Function System
DPN	Fetal Alcohol Syndrome Diagnostic And Prevention Network Diagnostic Guide
D-Score	Discriminant Score
DSM-IV	Diagnostic and Statistical Manual of Mental Disorders - Diagnostisches und Statistisches Manual mentaler Störungen
DSS-ROCF	Diagnostic Scoring System-Rey-Osterrieth Complex Figure
DTI	Diffusion Tensor Imaging
EEG	Elektroencephalographie
ELT	Expressive Language Test
EMBASE	Excerpta Medica Database
EP	Evozierte Potentiale
EVT	Expressive Vocabulary Test
FABS	Fetal Alcohol Behavior Scale
FAEE	Fatty acids ethyl ester - Fettsäure-Äthyl-Ester
FAS	Fetal Alcohol Syndrome - Fetales Alkoholsyndrom
FASD	Fetal Alcohol Spectrum Disorders - Fetale Alkoholspektrumstörungen
FASDC	Fetal Alcohol Syndrome Diagnostic Checklist
FSIQ	Full Scale Intelligence Quotient
FU	Follow Up
GAC	General Adaptive Composite
GC-FID	Gas Chromatography/Flame Ionization Detection
GC-MS	Gas Chromatography/Mass Spectroscopy
GGT	Gamma Glutamyl Transferase
HTA	Health Technology Assessment
IED	Intra-Extra-Dimensional Set Shift
IOM	Institute of Medicine, USA
IPDA	Questionario Osservativo per L'Identificazione Precoce delle Difficoltà di Apprendimento" – italienischer standardisierter Fragebogen zur Identifikation von Lernschwierigkeiten
IQ	Intelligenzquotient
IVA CPT	Integrated Visual and Auditory Continuous Performance Test
LoE	Level of Evidence - Evidenzlevel
LMU	Ludwig-Maximilians-Universität München
LPA	Latent Profile Analysis
MCV	Mittleres korpuskuläres Volumen
MD	Mean Diameter - mittlerer Durchmesser
Movement ABC	Movement Assessment Battery for Children
MRI	Magnetic Resonance Imaging
MRS	Magnetresonanzspektroskopie
MRT	Magnetresonanztomographie
ND	Neurobehavioural Disorder - Verhaltensstörung

NEPSY	Developmental NEuroPSYchological Assessment – Battery of Tests
NHMRC	National Health and Medical Research Council
NHS	National Health Service
ODD	Oppositional Defiant Disorder – oppositionell aufsässige Verhaltensstörung
OFC	Occipital Frontal Circumference – (fronto-occipitaler) Kopfumfang
OWLS	Oral and Written Language Scales
PA	Pairs Associate
PAE	Prenatal Alcohol Exposure - pränatale Alkoholexposition
PAUI	Prenatal Alcohol Use Interview
PEA	Prenatal Exposure to Alcohol - pränatale Alkoholexposition
PF	Palpebral Fissure - Lidspalte
PFAS	partial FAS - Partielles Fetales Alkoholsyndrom
PFL	Palpebral Fissure Length – Lidspalten-Länge
PLAI	Preschool Language Assessment Instrument
PPVT	Peabody Picture Vocabulary Test
PPW	Positiver Prädiktiver Wert
RCFT	Rey Complex Figure Test
REM	Rapid Eye Movement - schnelle Augenbewegungen
ROC	Receiver Operator Characteristics
SD	standard deviation - Standardabweichung
SE	Static Encephalopathy – statische Encephalopathie
SES	Socioeconomic Status – sozio-ökonomischer Status
SIM	Selected Ion Monitoring
SSP	Short sensory Profile
T-ACE	Alkohol-Screening-Test (4 Fragen)
TLC	Test of Language Competence
TNL	Test of Narrative Language
TOLD-I	Test of Language Development-Intermediate
TOLD-P	Test of Language Development-Primary
TONI	Test of Nonverbal Intelligence
TOPS	Test of Problem Solving
TOWK	Test of Word Knowledge
TWEAK	Alkohol-Screening-Test (5 Fragen)
VDRL	Visual Discrimination Reversal Learning Test
VMI	Visual-Motor Integration – visuell-motorische Integration
VRAT	Wide Range Achievement Test
WBAA	Whole Blood–Associated Acetaldehyde
WCST	Wisconsin Card Sorting Test
WIAT	Wechsler Individual Achievement Test
WISC	Wechsler Intelligence Scale for Children
WISC-R	Wechsler Intelligence Scale for Children Revised
WPPSI-R	Wechsler Preschool and Primary Scale of Intelligence
WRAT	Wide Range Achievement Test
ZNS	Zentrales Nervensystem

POCKET GUIDE FASD MIRJAM N. LANDGRAF & FLORIAN HEINEN

THINK KIDS

DON´T DRINK
STOP FASD
Fetale Alkohol-spektrumstörungen

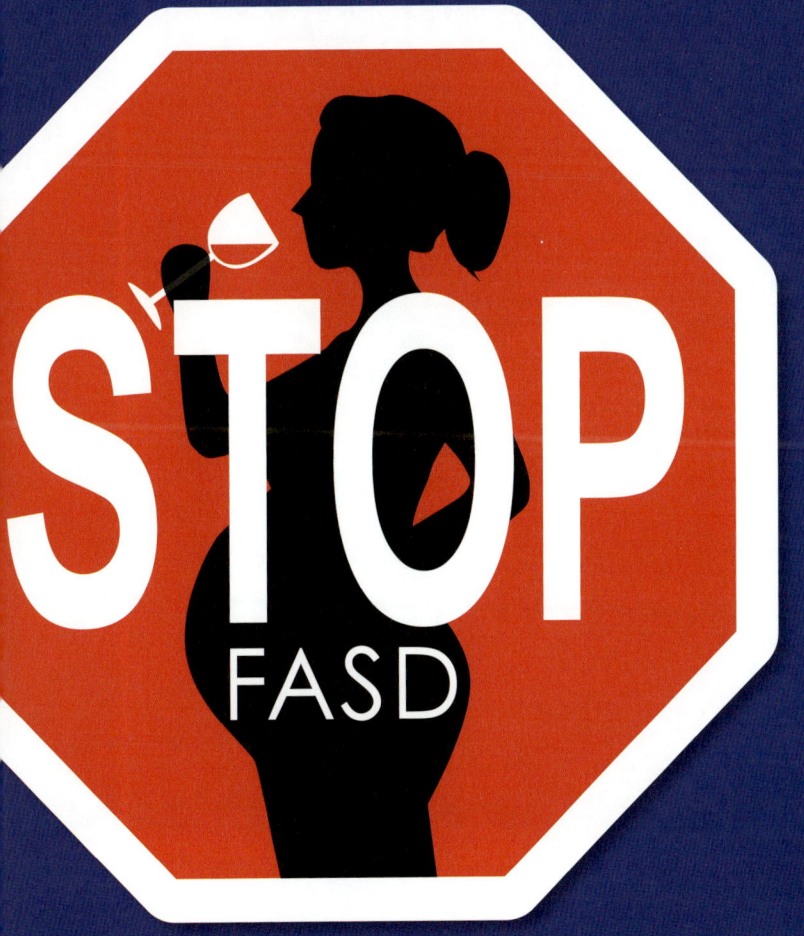

MÖGLICHE RISIKOFAKTOREN FÜR DIE ENTWICKLUNG EINER FASD

ALKOHOL- UND DROGENKONSUM DER MUTTER
- Hoher Alkoholkonsum
- Chronischer Alkoholkonsum
- Alkoholkonsum im 1. und 2. Trimenon im Gegensatz zu Alkoholkonsum ausschließlich im 3. Trimenon
- Alkoholkonsum während der gesamten Schwangerschaft
- Zusätzliche Einnahme von Amphetaminen oder multiplen Drogen

MÜTTERLICHE RISIKOFAKTOREN
- Alter > 30 Jahre
- Spezifische ethnische Zugehörigkeit
- Geringer sozioökonomischer Status
- Mütterliche Unterernährung, Mangel an Spurenelementen oder Vitaminen
- Stress
- Geburtshilfliche Komplikationen
- Geschwister mit FASD
- Genetischer Hintergrund

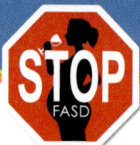

DIE 4 DIAGNOSTISCHEN SÄULEN DES FAS

Zur Diagnose eines **FAS** –
Fetalen Alkoholsyndroms –
sollten alle Kriterien 1 bis 4 zutreffen:

1 WACHSTUMSAUFFÄLLIGKEITEN

2 FACIALE AUFFÄLLIGKEITEN

3 ZNS AUFFÄLLIGKEITEN

4 BESTÄTIGTE ODER NICHT BESTÄTIGTE INTRAUTERINE ALKOHOL-EXPOSITION

Bei Kontakt zum Gesundheits- und Hilfesystem sollten,
wenn ein Kind Auffälligkeiten in einer der vier diagnostischen Säulen zeigt, die drei anderen diagnostischen Säulen beurteilt oder
ihre Beurteilung veranlasst werden.

DIFFERENTIALDIAGNOSEN

1. WACHSTUMSSTÖRUNGEN
1.1. PRÄNATALE WACHSTUMSSTÖRUNGEN
1.1.1. UNGESTÖRTE INTRAUTERINE VERSORGUNG
   FETALE PATHOLOGIE
   ENDOGEN
   - Fehlbildungen
   - Genetische Syndrome (z.B. Turner-Syndrom, Silver-Russell-Syndrom)
   - Stoffwechselerkrankungen

   EXOGEN
   - Intrauterine Infektionen z.B. Röteln, Cytomegalie, Toxoplasmose, Herpes simplex, HIV, EBV, Parvo B19
   - Strahlenexposition

1.1.2. GESTÖRTE INTRAUTERINE VERSORGUNG
   PRÄPLAZENTAR
   MATERNALE ERKRANKUNGEN
   - Präeklampsie, Hypotonie, Anämie, zyanotische Vitien, Kollagenosen, chronische Nierenerkrankungen
   - Toxische Einflüsse, Nikotin, Drogen
   - Erhöhte maternale psychosoziale Belastung

   PLAZENTAR
   - Plazenta praevia
   - Gestörte Plazentation (Uterusfehlbildung, Myome)
   - Auf die Plazenta beschränkte Chromosomenstörung

1.2. POSTNATALE WACHSTUMSSTÖRUNGEN
   - Familiärer Kleinwuchs
   - Konstitutionelle Entwicklungsverzögerung
   - Skelettdysplasien (z.B. Hypochondroplasie, Achondroplasie, Osteogenesis imperfecta)
   - Metabolische Störungen
   - Renale Erkrankungen
   - Hormonelle Störungen
   - Genetische Syndrome (z.B. Trisomie 21)
   - Chronische Erkrankungen
   - Malabsorption oder Mangelernährung (v.a. Mangel an Vit. D, Calcium, Eiweiß, generelle Unterernährung)
   - Psychosozialer Kleinwuchs

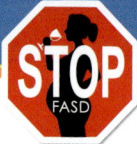

Zur Erfüllung des Kriteriums
WACHSTUMSAUFFÄLLIGKEITEN 1

soll mindestens 1 der folgenden Auffälligkeiten, adaptiert an Gestationsalter, Alter, Geschlecht, dokumentiert zu einem beliebigen Zeitpunkt, zutreffen:

(1) **Geburts- oder Körpergewicht** ≤ 10. Perzentile
(2) **Geburts- oder Körperlänge** ≤ 10. Perzentile
(3) **Body Mass Index** ≤ 10. Perzentile

Zu Mikrocephalie siehe 3.2

DIFFERENTIALDIAGNOSEN

2. FACIALE AUFFÄLLIGKEITEN
2.1. TOXISCHE EFFEKTE IN DER SCHWANGERSCHAFT
- Antikonvulsiva
- Toluol
- Maternale Phenylketonurie

2.2. GENETISCH BEDINGTE ERKRANKUNGEN
- Aarskog-Syndrom
- Cornelia-de-Lange-Syndrom
- Dubowitz-Syndrom
- Noonan-Syndrom
- Williams-Beuren-Syndrom (Mikrodeletion 7q11.23)
- Di-George-Syndrom (VCFS) (Mikrodeletion 22q11)
- Blepharophimosis-Syndrom
- Hallermann-Streiff-Syndrom
- 3-M-Syndrom
- Smith-Lemli-Opitz-Syndrom
- SHORT-Syndrom
- Feingold-Syndrom (Trisomie 9)
- Kabuki-Syndrom
- Peters-Plus-Syndrom
- Rubinstein-Taybi-Syndrom
- Geleophysic Dysplasia

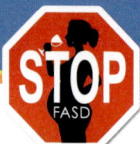

Zur Erfüllung des Kriteriums
FACIALE AUFFÄLLIGKEITEN

sollen alle 3 facialen Anomalien vorhanden sein:

(1) Kurze Lidspalten
(≤ 3. Perzentile)

(2) Verstrichenes Philtrum
(Rang IV oder V Lip-Philtrum-Guide)

(3) Schmale Oberlippe
(Rang IV oder V Lip-Philtrum-Guide)

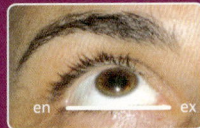
Messung der Lidspaltenlänge

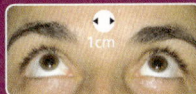
Referenzpunkt Lidspaltenlänge

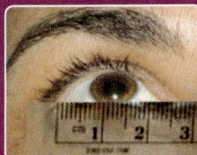
Lineal-Messung Lidspaltenlänge

© Mirjam N. Landgraf, Ludwig-Maximilians-Universität München

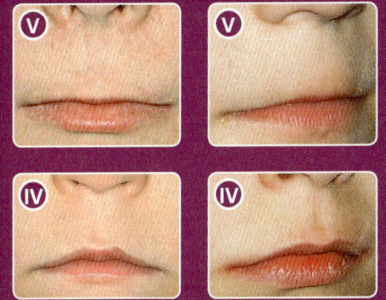
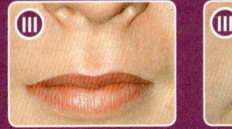
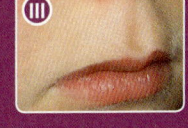
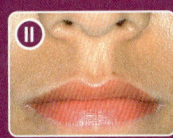
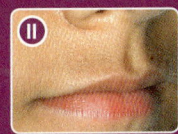
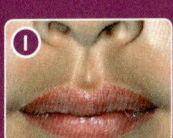
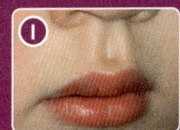

Lip-Philtrum-Guide

© Susan Astley, University of Washington, USA

DIFFERENTIALDIAGNOSEN

3. ZNS-AUFFÄLLIGKEITEN
3.1. FUNKTIONELLE ZNS-AUFFÄLLIGKEITEN
- Kombinierte umschriebene Entwicklungsstörung
- Intelligenzminderung unterschiedlichen Grades
- Umschriebene Entwicklungsstörung des Sprechens und der Sprache
- Umschriebene Entwicklungsstörung motorischer Funktionen
- Umschriebene Entwicklungsstörung schulischer Fertigkeiten
- Einfache Aufmerksamkeits- und Aktivitätsstörung
- Hyperkinetische Störung des Sozialverhaltens
- Störung des Sozialverhaltens mit oppositionellem, aufsässigem Verhalten
- Kombinierte Störung des Sozialverhaltens und der Emotionen
- Stereotypien
- Aggressivität
- Delinquenz
- Suchterkrankungen
- Reaktive Bindungsstörung des Kindesalters
- Posttraumatische Belastungsstörung
- Sexuelle Verhaltensabweichung
- Schlafstörungen
- Angststörung/Panikstörung
- Affektive Störung/Depressive Störung
- Epilepsien anderer Genese

3.2. MIKROCEPHALIE
- Familiäre Mikrocephalie
- Genetische Syndrome (siehe 2.2)
- Pränatale Mangelversorgung, toxische Schädigung, Infektion
- Hypoxisch-ischämische Hirnschädigung
- Maternale Erkrankungen
- Postnatale Mangelernährung
- Stoffwechselstörungen
- Chronische Erkrankungen

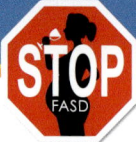

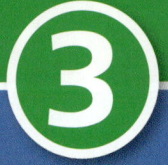

Zur Erfüllung des Kriteriums
ZNS–AUFFÄLLIGKEITEN

sollte 3.1 oder/und **3.2** zutreffen:

 Zur Erfüllung des Kriteriums
FUNKTIONELLE ZNS-AUFFÄLLIGKEITEN

sollte mindestens 1 der folgenden Auffälligkeiten zutreffen, die nicht adäquat für das Alter ist und nicht allein durch den familiären Hintergrund oder das soziale Umfeld erklärt werden kann:

(1) Globale Intelligenzminderung mindestens 2 Standardabweichungen unterhalb der Norm **oder** signifikante kombinierte Entwicklungsverzögerung bei Kindern unter 2 Jahren

(2) Leistung mindestens 2 Standardabweichungen unterhalb der Norm **entweder** in mindestens 3 der folgenden Bereiche
oder in mindestens 2 der folgenden Bereiche in Kombination mit Epilepsie:
Sprache
Feinmotorik
Räumlich-visuelle Wahrnehmung oder räumlich-konstruktive Fähigkeiten
Lern- oder Merkfähigkeit
Exekutive Funktionen
Rechenfertigkeiten
Aufmerksamkeit
Soziale Fertigkeiten oder Verhalten

 Zur Erfüllung des Kriteriums
STRUKTURELLE ZNS-AUFFÄLLIGKEITEN

sollte folgende Auffälligkeit,
adaptiert an Gestationsalter, Alter, Geschlecht,
dokumentiert zu einem beliebigen Zeitpunkt,
zutreffen:

Mikrocephalie
(≤ 10. Perzentile/≤ 3. Perzentile, siehe Leitlinie)

MÖGLICHE RISIKOFAKTOREN FÜR
MÜTTERLICHEN ALKOHOLKONSUM WÄHREND DER
SCHWANGERSCHAFT

ALTER
- > 30 Jahre
- binge drinking < 27 Jahre

NATIONALITÄT
- kein Migrationshintergrund
- hohe Akkulturation
- spezifische Minderheiten (z.B. Native Indians, Inuit)

GESUNDHEITSBEZOGENE RISIKOFAKTOREN
- Beginn von Alkoholkonsum in einem frühen Lebensalter
- Alkoholkonsum und insbesondere binge drinking vor der Schwangerschaft
- vorherige Therapie wegen Alkoholproblemen
- Konsum illegaler Drogen
- Rauchen

SCHWANGERSCHAFTSBESONDERHEITEN
- ungeplante oder ungewollte Schwangerschaft
- wenig oder späte pränatale Vorsorge

SOZIOÖKONOMISCHER STATUS
- Hoher sozioökonomischer Status
- Erhalten öffentlicher Zuwendungen (USA)

SOZIALE UMGEBUNG
- Single oder unverheiratet
- Alkohol- oder Drogenkonsum in der Familie oder beim Partner
- Geringe soziale Unterstützung

PSYCHISCHE FAKTOREN
- Stattgefundene oder aktuelle körperliche Misshandlung oder sexueller Missbrauch durch Partner oder Fremden
- Psychische und psychiatrische Störungen inkl. Depression, Angststörung, Panikstörung, sexuelle Funktionsstörungen

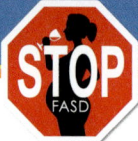

4 Bestätigte oder nicht bestätigte INTRAUTERINE ALKOHOL-EXPOSITION

Wenn Auffälligkeiten in den drei übrigen diagnostischen Säulen bestehen, **soll** die Diagnose eines Fetalen Alkoholsyndroms auch **ohne Bestätigung** eines mütterlichen Alkoholkonsums während der Schwangerschaft gestellt werden.

ALGORITHMUS
ABKLÄRUNG FETALES ALKOHOLSYNDROM

Gesundheits- und Hilfesystem

Mögliche Diagnose Fetale Alkoholspektrumstörung

Überweisung zu FASD-erfahrenem Leistungserbringer

Mindestens 1 Wachstums-Auffälligkeit:
1. Geburts- oder Körpergewicht ≤ 10. Perzentile **oder**
2. Geburts- oder Körperlänge ≤ 10. Perzentile **oder**
3. Body Mass Index ≤ 10. Perzentile

adaptiert an Gestationsalter, Alter, Geschlecht, dokumentiert zu einem beliebigen Zeitpunkt

UND

Alle 3 für FAS typischen facialen Auffälligkeiten:
1. Kurze Lidspalten ≤ 3. Perzentile **und**
2. Verstrichenes Philtrum (Rang IV oder V Lip-Philtrum-Guide) **und**
3. Schmale Oberlippe (Rang IV oder V Lip-Philtrum-Guide)

UND

Mindestens 1 ZNS-Auffälligkeit:
1. Mikrocephalie adaptiert an Gestationsalter, Alter, Geschlecht, dokumentiert zu einem beliebigen Zeitpunkt **oder**
2. Globale Intelligenzminderung ≤ 2 Standardabweichungen oder globale Entwicklungsverzögerung bei Kindern ≤ 2 Jahre **oder**
3. Leistung ≤ 2 Standardabweichungen entweder in mindestens 3 Bereichen oder in mindestens 2 Bereichen in Kombination mit Epilepsie:
- Sprache
- Feinmotorik
- Räumlich-visuelle Wahrnehmung oder räumlich-konstruktive Fähigkeiten
- Exekutive Funktionen
- Rechenfertigkeiten
- Lern- oder Merkfähigkeit
- Aufmerksamkeit
- Soziale Fertigkeiten oder Verhalten

DIAGNOSE FAS?

JA → entsprechende Förderung

NEIN → Beobachtung und Dokumentation von Körpermaßen, Entwicklung, Kognition, Verhalten und FASD typischen Sekundärerkrankungen

RE-EVALUATION

DIE 3 DIAGNOSTISCHEN SÄULEN DES PFAS

Zur Diagnose eines **pFAS** –
partiellen Fetalen Alkoholsyndroms –
sollen alle Kriterien 1 bis 3 zutreffen:

1 FACIALE AUFFÄLLIGKEITEN

2 ZNS AUFFÄLLIGKEITEN

3 BESTÄTIGTE ODER WAHRSCHEINLICHE INTRAUTERINE ALKOHOL-EXPOSITION

① Zur Erfüllung des Kriteriums
FACIALE AUFFÄLLIGKEITEN

sollen mindestens 2 der 3 folgenden facialen Anomalien vorhanden sein (dokumentiert zu einem beliebigen Zeitpunkt):

(1) **Kurze Lidspalten**
(≤ 3. Perzentile)

(2) **Verstrichenes Philtrum**
(Rang IV oder V Lip-Philtrum-Guide)

(3) **Schmale Oberlippe**
(Rang IV oder V Lip-Philtrum-Guide)

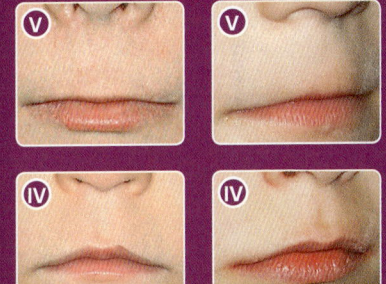

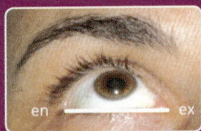
Messung der Lidspaltenlänge

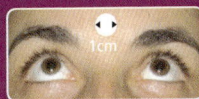
Referenzpunkt Lidspaltenlänge

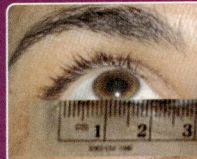
Lineal-Messung Lidspaltenlänge

© Mirjam N. Landgraf, Ludwig-Maximilians-Universität München

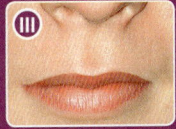 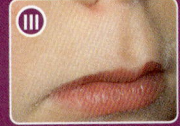
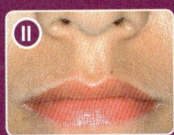 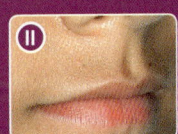
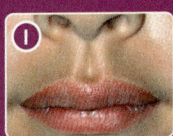 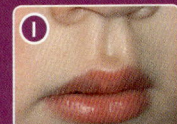

Lip-Philtrum-Guide

© Susan Astley, University of Washington, USA

Personen, die im beruflich-unterstützenden und privaten Umfeld verlässliche Auskunft über den mütterlichen Alkoholkonsum in der Schwangerschaft geben können, **sollten** im Rahmen der Fremdanamnese befragt werden. Dabei **sollen** rechtliche Rahmenbedingungen für die Informationseinholung und –weitergabe berücksichtigt werden (Expertenkonsens).

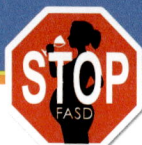

② Zur Erfüllung des Kriteriums
ZNS–AUFFÄLLIGKEITEN

sollen mindestens 3 der folgenden Auffälligkeiten zutreffen, die nicht adäquat für das Alter sind und nicht allein durch den familiären Hintergrund oder das soziale Umfeld erklärt werden können:

- Globale Intelligenzminderung (mind. 2 SD unter der Norm) oder signifikante kombinierte Entwicklungsverzögerung bei Kindern ≤ 2 J.
- Epilepsie
- Mikrocephalie ≤ 10. Perzentile

Leistung mind. 2 SD unter der Norm in den Bereichen:

- Sprache
- Fein-/Graphomotorik oder grobmotorische Koordination
- Räumlich-visuelle Wahrnehmung oder räumlich-konstruktive Fähigkeiten
- Lern- oder Merkfähigkeit
- Exekutive Funktionen
- Rechenfertigkeiten
- Aufmerksamkeit
- Soziale Fertigkeiten oder Verhalten

Die Leitliniengruppe **definiert** „wahrscheinlichen mütterlichen Alkoholkonsum während der Schwangerschaft" als mündliche oder schriftliche Angabe im Rahmen der Fremdanamnese.

Personen des privaten Umfeldes (unter Berücksichtigung möglicher familiärer Konflikte) können z.B. sein:
- Vater,
- während der Schwangerschaft mit der Mutter zusammenlebende/r Partner oder Partnerin,
- andere Verwandte des Kindes,
- andere Bezugspersonen, die in engem Kontakt zur Mutter stehen.

Personen des beruflich-unterstützenden Umfeldes können z.B. sein:
- Hebammen,
- betreuende Ärztinnen/Ärzte,
- Fachkräfte der freien und öffentlichen Träger der Jugendhilfe (JugendamtsbetreuerInnen, sozialpädagogische Familienhilfe etc.).

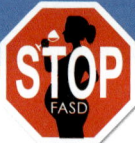

③ Bestätigte oder wahrscheinliche INTRAUTERINE ALKOHOL-EXPOSITION

Falls faciale und ZNS-Auffälligkeiten vorhanden sind,
sollte die Diagnose eines pFAS bei **bestätigtem oder wahrscheinlichem** mütterlichen Alkoholkonsum während der Schwangerschaft gestellt werden.

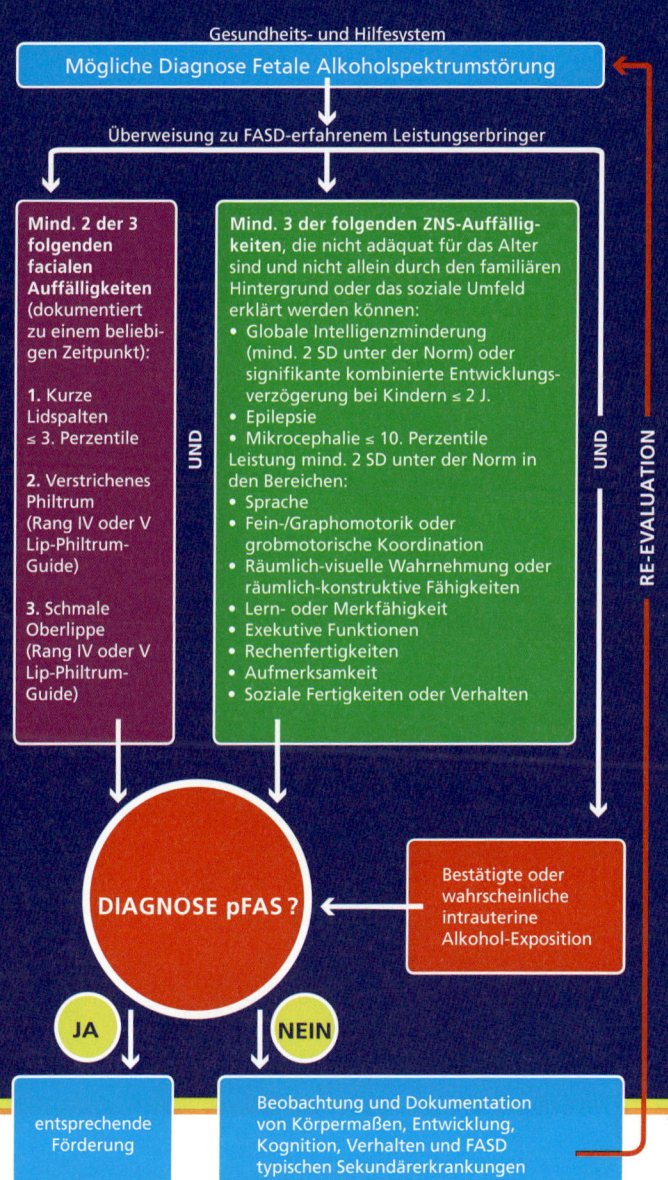

Da es sich bei der ARND um eine „nicht sichtbare Behinderung" des Kindes/Jugendlichen handelt, ist die Diagnose schwierig und nur mit einer ausführlichen psychologischen Diagnostik möglich.

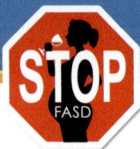

DIE 2 DIAGNOSTISCHEN SÄULEN DER ARND

Zur Diagnose einer **ARND** – alkoholbedingten entwicklungsneurologischen Störung – **sollen die Kriterien 1 und 2** zutreffen:

1 ZNS AUFFÄLLIGKEITEN

2 BESTÄTIGTE INTRAUTERINE ALKOHOL-EXPOSITION

Empfehlung:

Da die Diagnose der ARND komplex und in ihrer Abgrenzung zu anderen Entwicklungsstörungen schwierig ist, empfiehlt die Leitliniengruppe bei Verdacht auf Vorliegen einer ARND die Zuweisung an einen FASD-erfahrenen Leistungserbringer (Expertenkonsens).

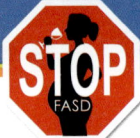

① Zur Erfüllung des Kriteriums
ZNS–AUFFÄLLIGKEITEN

sollen mindestens 3 der folgenden Auffälligkeiten zutreffen, die nicht adäquat für das Alter sind und nicht allein durch den familiären Hintergrund oder das soziale Umfeld erklärt werden können:

- Globale Intelligenzminderung (mind. 2 SD unter der Norm) oder signifikante kombinierte Entwicklungsverzögerung bei Kindern ≤ 2 J.
- Epilepsie
- Mikrocephalie ≤ 10. Perzentile

Leistung mind. 2 SD unter der Norm in den Bereichen:

- Sprache
- Fein-/Graphomotorik oder grobmotorische Koordination
- Räumlich-visuelle Wahrnehmung oder räumlich-konstruktive Fähigkeiten
- Lern- oder Merkfähigkeit
- Exekutive Funktionen
- Rechenfertigkeiten
- Aufmerksamkeit
- Soziale Fertigkeiten oder Verhalten

Die Signifikanz der Höhe des mütterlichen Alkoholkonsums in der Schwangerschaft kann aktuell nur qualitativ geschätzt werden, da kein verlässlicher Mengen-Cut-off für die intrauterine, für das Ungeborene unschädliche, Alkoholexposition existiert.

Orientierend lässt sich aus internationalen Studien ableiten, dass ein wiederholter Alkoholkonsum oder ein mindestens einmalig auftretendes Rauschtrinken (mind. 5 Getränke zu einer Gelegenheit) während der Schwangerschaft bereits das Risiko der Entwicklung einer FASD beim Kind birgt.

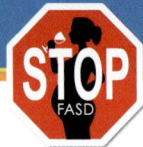

Bestätigte
INTRAUTERINE ALKOHOL-EXPOSITION

Wenn ZNS-Auffälligkeiten vorhanden sind, soll die Diagnose einer ARND bei **bestätigtem** mütterlichem Alkoholkonsum während der Schwangerschaft gestellt werden.

ALGORITHMUS
ABKLÄRUNG ALKOHOLBEDINGTE ENTWICKLUNGSNEUROLOGISCHE STÖRUNG

Gesundheits- und Hilfesystem

Mögliche Diagnose Fetale Alkoholspektrumstörung FASD

↓

Überweisung zu FASD-erfahrenem Leistungserbringer

↓

Mind. 3 der folgenden ZNS-Auffälligkeiten, die nicht adäquat für das Alter sind und nicht allein durch den familiären Hintergrund oder das soziale Umfeld erklärt werden können:

- Globale Intelligenzminderung (mind. 2 SD unter der Norm) oder signifikante kombinierte Entwicklungsverzögerung bei Kindern ≤ 2 J.
- Epilepsie
- Mikrocephalie ≤ 10. Perzentile

Leistung mind. 2 SD unter der Norm in den Bereichen:

- Sprache
- Fein-/Graphomotorik oder grobmotorische Koordination
- Räumlich-visuelle Wahrnehmung oder räumlich-konstruktive Fähigkeiten
- Lern- oder Merkfähigkeit
- Exekutive Funktionen
- Rechenfertigkeiten
- Aufmerksamkeit
- Soziale Fertigkeiten oder Verhalten

UND

Intrauterine Alkoholexposition bestätigt

↓

DIAGNOSE ARND ?

JA → entsprechende Förderung

NEIN → Beobachtung und Dokumentation von Körpermaßen, Entwicklung, Kognition, Verhalten und für FASD typischen Sekundärerkrankungen

RE-EVALUATION

! ARBD: ALCOHOL RELATED BIRTH DEFECTS

Alcohol related birth defects (ARBD) soll in Deutschland,
wegen der fehlenden Spezifität der Malformationen und
der fehlenden Evidenz für ARBD als eindeutige Krankheits-Entität,
nicht als Diagnose verwendet werden.

EXPERTINNEN / EXPERTEN	FUNKTION
Dipl.-Psych. Gela Becker	Fachliche Leiterin Evangelischer Verein Sonnenhof e.V. – FASD-Fachzentrum, Berlin
Dr. med. Antje Erencin	Elisabeth Krankenhaus, SPZ Essen
Dr. rer.med. Reinhold Feldmann, Dipl.-Psych.	Klinik für Kinder- und Jugendmedizin - Allgemeine Pädiatrie des Universitätsklinikums Münster und FASD-Ambulanz Walstedde
Dr. med. Heike Hoff-Emden	Leitende Ärztin SPZ Leipzig, FHLE e.V.
Prof. Dr. med. Ina Kopp	Leiterin AWMF - IMWi (nicht stimm-berechtigt)
Dr. med. Dipl.-Psych. Mirjam Landgraf	Leiterin der Ambulanz für Toxinexposition in der Schwangerschaft, iSPZ Hauner, Dr. von Haunersches Kinderspital, Klinikum der Universität München (LMU)
Gisela Michalowski	Vorsitzende der Patientenvertretung FASD Deutschland e.V.
Gila Schindler	Rechtsanwältin für Kinder- und Jugendhilferecht
Dr. med. Martin Sobanski	Leiter der Abteilung für Entwicklungsstörungen, kbo-Heckscher Klinikum für Kinder- und Jugendpsychiatrie, München
Dipl.-Psych. Jessica Wagner	Evangelisches Krankenhaus Königin Elisabeth Herzberge, Berlin-Lichtenberg und Universität Flensburg
Heike Wolter	FASD-Zentrum, Charité Berlin
Dr. med. Wendelina Wendenburg	Vorstand der Patientenvertretung FASD Deutschland e.V.

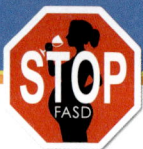

MITARBEITER

BETEILIGTE FACHGESELLSCHAFTEN / BERUFSVERBÄNDE

Deutsche Gesellschaft für Kinder- und Jugendmedizin	Prof. Dr. med. Florian Heinen
Gesellschaft für Neuropädiatrie	Prof. Dr. med. Florian Heinen
Deutsche Gesellschaft für Sozialpädiatrie und Jugendmedizin	Dr. med. Juliane Spiegler
Deutsche Gesellschaft für Gynäkologie und Geburtshilfe	Prof. Dr. med. Tamme Goecke
Gesellschaft für Neonatologie und Pädiatrische Intensivmedizin	Prof. Dr. med. Rolf F. Maier
Deutsche Gesellschaft für Kinder- und Jugendpsychiatrie, Psychosomatik und Psychotherapie	Prof. Dr. med. Frank Häßler
Deutsche Gesellschaft für Suchtforschung und Suchttherapie	Dr. med. Anette Stiegler
Deutsche Gesellschaft für Suchtpsychologie	Prof. Dr. Dipl.-Psych. Tanja Hoff
Deutsche Gesellschaft für Suchtmedizin	PD Dr. med. Gerhard Reymann
Deutsche Gesellschaft für Hebammenwissenschaft	Prof. Dr. rer. medic. Rainhild Schäfers
Deutscher Hebammenverband	Jule Friedrich
Berufsverband der deutschen Psychologinnen und Psychologen	Dipl.-Psych. Laszlo A. Pota
Berufsverband der Kinder- und Jugendärzte	Dr. Dr. med. Nikolaus Weissenrieder Ab 08.01.2016: Dr. med. Matthias Brockstedt
Bundesverband der Ärztinnen und Ärzte des Öffentlichen Gesundheitsdienstes	Dr. med. Gabriele Trost-Brinkhues

MANDATSTRÄGER UND MANDATSTRÄGERINNEN

Diagnostik der Fetalen Alkoholspektrumstörungen
Kurzfassung, Langfassung und Leitlinienbericht
http://www.awmf.org/leitlinien/detail/ll/022-025.html

Rückfragen
Dr. med. Dipl.-Psych. Mirjam N. Landgraf
mirjam.landgraf@med.uni-muenchen.de

Klinikum der Universität München
Dr. von Haunersches Kinderspital
Pädiatrische Neurologie, Entwicklungsneurologie
und Sozialpädiatrie
iSPZ Hauner www.ispz-hauner.de

Gesellschaft für Neuropädiatrie
www.neuropaediatrie.com

**Patientenvertretung /
Selbsthilfegruppe FASD Deutschland e.V.**
Fr. Gisela Michalowski
Fr. Dr. med. Wendelina Wendenburg
www.fasd-deutschland.de

Bundeszentrale für gesundheitliche Aufklärung
www.bzga.de

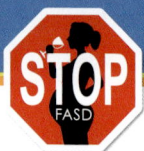

IMPRESSUM

AUTOREN DER LEITLINIE
Dr. med. Dipl.-Psych. Mirjam N. Landgraf
Prof. Dr. med. Florian Heinen

ORGANISATION DER LEITLINIENENTWICKLUNG
Dr. med. Dipl.-Psych. Mirjam Landgraf (Leitlinienkoordination und
 – verfassung, systematische Literaturrecherche, Moderation und
 Leitlinien-Sekretariat)
Prof. Dr. med. Florian Heinen
 (Leitlinienkoordination und Moderation)
Prof. Dr. med. Ina Kopp
 (Methodische Führung und Moderation)
Albert Kern
 (Organisatorische Unterstützung und Ansprechpartner im BMG)
Dr. Kirsten Reinhard
 (Ansprechpartnerin in der Geschäftsstelle der Drogenbeauftragten)

REALISATION
Bundesministerium für Gesundheit www.bmg.bund.de
Drogenbeauftragte der Bundesregierung
Fr. Dr. M. Dyckmans www.drogenbeauftragte.de
Deutsche Gesellschaft für Kinder- und Jugendmedizin www.dgkj.de
Gesellschaft für Neuropädiatrie www.neuropaediatrie.com
Klinikum der Universität München Dr. von Haunersches Kinderspital
Pädiatrische Neurologie, Entwicklungsneurologie und Sozialpädiatrie
iSPZ Hauner www.ispz-hauner.de

Design Kathrin Schneider, München www.grafikschneider.de
Copyright Mirjam N. Landgraf & Florian Heinen, München

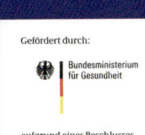

Gefördert durch:
Bundesministerium
für Gesundheit

aufgrund eines Beschlusses
des Deutschen Bundestages

1 Einleitung

Mütterlicher Alkoholkonsum während der Schwangerschaft kann zu gravierenden Schäden beim ungeborenen Kind führen. Intrauterine Alkoholexposition kann Auffälligkeiten des Wachstums, cranio-faciale, cardiale, renale, ossäre und okuläre Malformationen, Störungen der Entwicklung, der Kognition und des Verhaltens sowie Einschränkungen in Teilleistungen und somit globale Funktionseinschränkungen im Alltag bewirken. Schädigungen, die durch intrauterine Alkoholexposition hervorgerufen werden, werden unter dem Oberbegriff Fetale Alkoholspektrumstörungen (FASD – fetal alcohol spectrum disorders) zusammengefasst. Zu den Fetalen Alkoholspektrumstörungen gehören (auch wenn diese Einteilung umstritten ist und ein fließender Übergang im Spektrum diskutiert wird) vier Krankheitsbilder: das Vollbild Fetales Alkoholsyndrom (FAS – fetal alcohol syndrome), das partielle Fetale Alkoholsyndrom (pFAS – partial fetal alcohol syndrome), die alkoholbedingte entwicklungsneurologische Störung (ARND – alcohol related neurodevelopmental disorder) und die alkoholbedingten angeborenen Malformationen (ARBD – alcohol related birth defects).

Im ersten Schritt wurde 2012 eine Leitlinie für das Vollbild FAS erstellt. Im zweiten Schritt wurde die Leitlinie beim jetzigen, hier vorliegenden Update um die anderen Fetalen Alkoholspektrumstörungen (pFAS, ARND und ARBD) ergänzt.

Die vorliegende S3-Leitlinie zur Diagnose der Fetalen Alkoholspektrumstörungen gibt erstmalig für den deutschsprachigen Raum evidenz- und konsensbasierte Empfehlungen bezüglich diagnostischer Kriterien für die *Fetalen Alkoholspektrumstörungen (FASD)* bei Kindern und Jugendlichen (0 bis 18 Jahre).

Aus Machbarkeitsgründen beschränkt sich die vorliegende Leitlinie auf die *Diagnose* der FASD. Sie versteht sich als ein erster Schritt auf dem notwendigen Weg zu einer umfassenden Bearbeitung auch der weiteren, noch nicht bearbeiteten Felder der Fetalen Alkoholspektrumstörungen, insbesondere der Diagnose bei Erwachsenen mit FASD und der Interventions-, Therapie- und Betreuungsmöglichkeiten von Menschen mit FASD aller Altersgruppen im Rahmen weiterer Leitlinien.

Die Fetalen Alkoholspektrumstörungen entsprechen einem sogenannten hirnorganischen Psychosyndrom oder einer sogenannten statischen Encephalopathie. Dabei ist jedoch zu beachten, dass die cerebrale Schädigung durch intrauterine Alkoholexposition zwar biologisch nicht reversibel ist, die Funktions- und Alltagsbeeinträchtigung der betroffenen Kinder jedoch durch frühe und individuelle Förderung deutlich beeinflussbar sind und die FASD damit die klassischen Kriterien einer »developmental disorder« aufweisen.

Durch die festgelegten diagnostischen Kriterien einer FASD soll das Störungsbild früh erfasst und eine entsprechende Therapie und Förderung des Kindes initiiert werden. Dadurch kann das Auftreten von sekundären Erkrankungen bzw. Komorbiditäten bei Kindern mit FASD vermindert werden. Die

Gesundheitsdienste und die Bevölkerung in Deutschland sollen über die schwerwiegenden Folgen des Alkoholkonsums während der Schwangerschaft aufgeklärt werden. Langfristig soll die Prävalenz von Alkoholkonsum in der Schwangerschaft und die Inzidenz von FASD in Deutschland reduziert werden.

Alle bisherigen Leitlinien (eine kanadische und drei US-amerikanische Leitlinien) beinhalten die vier diagnostischen Säulen: (1) Wachstumsauffälligkeiten, (2) faciale Auffälligkeiten, (3) ZNS-Auffälligkeiten und (4) Alkoholkonsum der Mutter während der Schwangerschaft. Von diesen internationalen Leitlinien für die Diagnose der FASD erfüllt keine die methodischen Voraussetzungen einer AWMF S3-Leitlinie. Das am besten standardisierte Diagnostikinstrument, der 4-Digit Diagnostic Code, gewichtet die vier Diagnostik-Säulen jeweils auf einer 4-Punkt-Likert-Skala und beinhaltet einen Lip-Philtrum Guide, anhand dessen man zwei der drei für FASD-typischen facialen Merkmale gewichten kann. Der 4-Digit Diagnostic Code weist jedoch keine eindeutige Evidenzbasierung auf und ist aufgrund seiner Komplexität in der deutschen Praxis nicht ausreichend etabliert.

In Deutschland besteht die Notwendigkeit, standardisierte und transdisziplinäre diagnostische Kriterien für die Fetalen Alkoholspektrumstörungen zu definieren, die in der Praxis effektiv und unmissverständlich genutzt werden können. Das Bundesministerium für Gesundheit hat daher als ersten Schritt ein Projekt (STOP-FAS) zur Erstellung einer diagnostischen Leitlinie des Fetalen Alkoholsyndroms (beschränkt auf das Vollbild) für Deutschland initiiert, das von der Deutschen Gesellschaft für Kinder- und Jugendmedizin angenommen und der Gesellschaft für Neuropädiatrie übertragen wurde. Als zweiter Schritt wurde ein Folgeprojekt für die Ergänzung der S3-Leitlinie um einen Expertenkonsens für die Diagnostik des pFAS, der ARND und der ARBD vom BMG unterstützt. Diese Projekte wurden von Dr. med. Dipl.-Psych. Mirjam N. Landgraf und Prof. Dr. med. Florian Heinen im Dr. von Haunerschen Kinderspital der Ludwig-Maximilians-Universität München (Abteilung für Pädiatrische Neurologie, Entwicklungsneurologie und Sozialpädiatrie (integriertes Sozialpädiatrisches Zentrum, iSPZ Hauner)) geleitet.

Die Anwenderzielgruppe der Leitlinie beinhaltet personell und strukturell:

- Niedergelassene sowie ambulant oder in der Klinik tätige Ärztinnen und Ärzte der folgenden Gebiete und Schwerpunkte: Gynäkologie und Geburtshilfe, Kinder- und Jugendmedizin, Neonatologie, Neuropädiatrie, Entwicklungsneurologie und Sozialpädiatrie, Kinder- und Jugendpsychiatrie, Psychotherapie und Psychosomatik, Suchtmedizin und des öffentlichen Gesundheitsdienstes einschließlich des Schulärztlichen Dienstes.
- Niedergelassene und in der Klinik tätige Kinder- und Jugendlichen-Psychotherapeuten[2] sowie Diplom- und Master-Psychologen
- Hebammen und Entbindungspfleger

---

2 Aus Gründen der besseren Lesbarkeit wird im Buch zumeist die männliche Form gewählt, es sind jedoch immer beide Formen gemeint. Wir bitten um Ihr Verständnis.

- Sozialpädagogen, Sozialarbeiter, Sozialhelfer
- Sozialpädiatrische Zentren
- FASD-Spezialambulanzen und FASD-Spezialisten

Ebenfalls zur Information für:

- Physio-, Ergo- und Sprachtherapeuten
- Niedergelassene sowie ambulant oder in der Klinik tätige Ärztinnen und Ärzte der Allgemeinmedizin

2 Methodik

2.1 Zusammensetzung der Leitliniengruppe

Die Organisation des ersten Teils der Leitlinienentwicklung (beschränkt auf das Vollbild FAS) übernahmen:

- Dr. med. Dipl.-Psych. Mirjam Landgraf (Leitlinienkoordination, Literaturrecherche, Moderation und Leitlinien-Sekretariat)
- Prof. Dr. med. Florian Heinen (Leitlinienkoordination und Moderation)
- Dr. med. Monika Nothacker MPH (Literaturrecherche und Evidenzbewertung)
- Prof. Dr. med. Ina Kopp (Methodische Führung und Moderation)
- Dr. Sandra Dybowski (Organisatorische Unterstützung und Ansprechpartnerin im BMG)
- Dr. Tilmann Holzer (Ansprechpartner in der Geschäftsstelle der Drogenbeauftragten).

Die Leitliniengruppe beinhaltete neben den Mandatsträgerinnen und Mandatsträgern der sich mit dem Krankheitsbild Fetale Alkoholspektrumstörungen auseinandersetzenden deutschen Fachgesellschaften und Berufsverbänden auch Experten und Patientenvertreter (▶ Tab. 2.1 und 2.2).

Tab. 2.1: Am ersten Teil des Leitlinienprojektes FASD (beschränkt auf FAS) beteiligte Fachgesellschaften und Berufsverbände

Beteiligte Fachgesellschaften / Berufsverbände	Mandatsträger und Mandatsträgerinnen
Deutsche Gesellschaft für Kinder- und Jugendmedizin	Prof. Dr. med. Florian Heinen
Gesellschaft für Neuropädiatrie	Prof. Dr. med. Florian Heinen
Deutsche Gesellschaft für Sozialpädiatrie und Jugendmedizin	Dr. med. Juliane Spiegler
Deutsche Gesellschaft für Gynäkologie und Geburtshilfe	Prof. Dr. med. Franz Kainer
Gesellschaft für Neonatologie und pädiatrische Intensivmedizin	Prof. Dr. med. Rolf F. Maier
Deutsche Gesellschaft für Kinder- und Jugendpsychiatrie, Psychosomatik und Psychotherapie	Prof. Dr. med. Frank Häßler

Tab. 2.1: Am ersten Teil des Leitlinienprojektes FASD (beschränkt auf FAS) beteiligte Fachgesellschaften und Berufsverbände – Fortsetzung

Beteiligte Fachgesellschaften / Berufsverbände	Mandatsträger und Mandatsträgerinnen
Deutsche Gesellschaft für Suchtforschung und Suchttherapie	Dr. med. Regina Rasenack
Deutsche Gesellschaft für Suchtpsychologie	Prof. Dr. Dipl.-Psych. Tanja Hoff
Deutsche Gesellschaft für Suchtmedizin	PD Dr. med. Gerhard Reymann
Deutsche Gesellschaft für Hebammenwissenschaft	Prof. Dr. rer. medic. Rainhild Schäfers
Deutscher Hebammenverband	Regine Gresens
Berufsverband der deutschen Psychologinnen und Psychologen	Dipl.-Psych. Laszlo A. Pota
Berufsverband der Kinder- und Jugendärzte	Dr. Dr. med. Nikolaus Weissenrieder
Bundesverband der Ärztinnen und Ärzte des Öffentlichen Gesundheitsdienstes	Dr. med. Gabriele Trost-Brinkhues

Tab. 2.2: Am ersten Teil des Leitlinienprojektes FASD (beschränkt auf FAS) beteiligte Expertinnen und Experten

Expertinnen / Experten	Funktion
Dipl.-Psych. Gela Becker	Fachliche Leiterin Evangelisches Kinderheim Sonnenhof
Dr. med. Beate Erbas	Bayerische Akademie für Sucht- und Gesundheitsfragen
Dr. rer.med. Reinhold Feldmann, Dipl.-Psych.	Klinik für Kinder- und Jugendmedizin - Allgemeine Pädiatrie des Universitätsklinikums Münster und FASD-Ambulanz Walstedde
PD Dr. med. Anne Hilgendorff	Neonatologie und Neuropädiatrie, Universität München (LMU)
Dr. med. Heike Hoff-Emden	Chefärztin KMG Rehabilitationszentrum Sülzhayn
Dr. med. Ulrike Horacek	Vorstandsmitglied der DGSPJ, Gesundheitsamt Recklinghausen
Prof. Dr. med. Ina Kopp	Leiterin AWMF-IMWi

Tab. 2.2: Am ersten Teil des Leitlinienprojektes FASD (beschränkt auf FAS) beteiligte Expertinnen und Experten – Fortsetzung

Expertinnen / Experten	Funktion
Dr. med. Dipl.-Psych. Mirjam Landgraf	Abteilung für Neuropädiatrie, FASD-Ambulanz, iSPZ, Dr. von Haunersches Kinderspital, Universität München (LMU)
Gisela Michalowski	Vorsitzende der Patientenvertretung FASD Deutschland e. V.
Veerle Moubax	Vorstand der Patientenvertretung FASD Deutschland e. V.
Dr. med. Monika Nothacker	ÄZQ
Carla Pertl	Stadtjugendamt München
Dr. Eva Rehfueß	IBE, Universität München (LMU)
Dr. med. Monika Reincke	Referat für Gesundheit und Umwelt der Landeshauptstadt München, Gesundheitsvorsorge für Kinder und Jugendliche
Andreas Rösslein	Neonatologie, Universität München (LMU)
Gila Schindler	Rechtsanwältin für Kinder- und Jugendhilferecht
Prof. Dr. med. Andreas Schulze	Leiter der Neonatologie, Universität München (LMU)
Dr. med. Martin Sobanski	Kinder- und Jugendpsychiatrie, FASD-Ambulanz, Heckscher Klinikum, München
Prof. Dr. med. Hans-Ludwig Spohr	FASD-Zentrum, Charité Berlin
Dipl.-Psych. Penelope Thomas	Kinder- und Jugendpsychiatrie, FASD-Ambulanz, Heckscher Klinikum, München
Dipl.-Psych. Jessica Wagner	FASD-Zentrum, Charité Berlin
Dr. med. Wendelina Wendenburg	Vorstand der Patientenvertretung FASD Deutschland e. V.

Die Organisation des zweiten Teils des Leitlinienprojektes FASD (Ergänzung der S3-Leitlinie um die Diagnosen pFAS, ARND, ARBD) übernahmen:

- Dr. med. Dipl.-Psych. Mirjam Landgraf (Leitlinienkoordination und -verfassung, systematische Literaturrecherche, Moderation und Leitlinien-Sekretariat)
- Prof. Dr. med. Florian Heinen (Leitlinienkoordination und Moderation)
- Prof. Dr. med. Ina Kopp (Methodische Führung und Moderation)
- Albert Kern (Organisatorische Unterstützung und Ansprechpartner im BMG)

- Dr. Kirsten Reinhard (Ansprechpartnerin in der Geschäftsstelle der Drogenbeauftragten).

An der Ergänzung der Leitlinie waren die gleichen Fachgesellschaften und Berufsverbände beteiligt, die Ihre Mandatsträger und Mandatsträgerinnen durch den Vorstand bestätigten bzw. neu ernannten, sowie nationale FASD-Experten (▶ Tab. 2.3 und 2.4).

Tab. 2.3: Am zweiten Teil des Leitlinienprojektes FASD (Ergänzung um pFAS, ARND und ARBD) beteiligte Fachgesellschaften und Berufsverbände

Beteiligte Fachgesellschaften / Berufsverbände	Mandatsträger und Mandatsträgerinnen
Deutsche Gesellschaft für Kinder- und Jugendmedizin	Prof. Dr. med. Florian Heinen
Gesellschaft für Neuropädiatrie	Prof. Dr. med. Florian Heinen
Deutsche Gesellschaft für Sozialpädiatrie und Jugendmedizin	Dr. med. Juliane Spiegler
Deutsche Gesellschaft für Gynäkologie und Geburtshilfe	Prof. Dr. med. Tamme Goecke
Gesellschaft für Neonatologie und Pädiatrische Intensivmedizin	Prof. Dr. med. Rolf F. Maier
Deutsche Gesellschaft für Kinder- und Jugendpsychiatrie, Psychosomatik und Psychotherapie	Prof. Dr. med. Frank Häßler
Deutsche Gesellschaft für Suchtforschung und Suchttherapie	Dr. med. Anette Stiegler
Deutsche Gesellschaft für Suchtpsychologie	Prof. Dr. Dipl.-Psych. Tanja Hoff
Deutsche Gesellschaft für Suchtmedizin	PD Dr. med. Gerhard Reymann
Deutsche Gesellschaft für Hebammenwissenschaft	Prof. Dr. rer. medic. Rainhild Schäfers
Deutscher Hebammenverband	Jule Friedrich
Berufsverband der deutschen Psychologinnen und Psychologen	Dipl.-Psych. Laszlo A. Pota
Berufsverband der Kinder- und Jugendärzte	Dr. Dr. med. Nikolaus Weissenrieder Ab 08.01.2016: Dr. med. Matthias Brockstedt
Bundesverband der Ärztinnen und Ärzte des Öffentlichen Gesundheitsdienstes	Dr. med. Gabriele Trost-Brinkhues

Tab. 2.4: Am zweiten Teil des Leitlinienprojektes FASD (Ergänzung um pFAS, ARND und ARBD) beteiligte Expertinnen und Experten

Expertinnen / Experten	Funktion
Dipl.-Psych. Gela Becker	Fachliche Leiterin Evangelischer Verein Sonnenhof e. V. – FASD-Fachzentrum, Berlin
Dr. med. Antje Erencin	Elisabeth Krankenhaus, SPZ Essen
Dr. rer.med. Reinhold Feldmann, Dipl.-Psych.	Klinik für Kinder- und Jugendmedizin - Allgemeine Pädiatrie des Universitätsklinikums Münster und FASD-Ambulanz Walstedde
Dr. med. Heike Hoff-Emden	Leitende Ärztin SPZ Leipzig, FHLE e. V.
Prof. Dr. med. Ina Kopp	Leiterin AWMF-IMWi (nicht stimmberechtigt)
Dr. med. Dipl.-Psych. Mirjam Landgraf	Leiterin der Ambulanz für Toxinexposition in der Schwangerschaft, iSPZ Hauner, Dr. von Haunersches Kinderspital, Klinikum der Universität München (LMU)
Gisela Michalowski	Vorsitzende der Patientenvertretung FASD Deutschland e. V.
Gila Schindler	Rechtsanwältin für Kinder- und Jugendhilferecht
Dr. med. Martin Sobanski	Leiter der Abteilung für Entwicklungsstörungen, kbo-Heckscher Klinikum für Kinder- und Jugendpsychiatrie, München
Dipl.-Psych. Jessica Wagner	Evangelisches Krankenhaus Königin Elisabeth Herzberge, Berlin-Lichtenberg und Universität Flensburg
Heike Wolter	FASD-Zentrum, Charité Berlin
Dr. med. Wendelina Wendenburg	Vorstand der Patientenvertretung FASD Deutschland e. V.

2.2 Literaturrecherche und Evidenzbasierung

Die Literaturrecherche wurde in zwei Bereiche eingeteilt, die fokussierte und die systematische Literaturrecherche.

Die fokussierte Literaturrecherche befasste sich mit Hintergrundinformationen, die die Leitliniengruppe relevant für die Ziele der Sensibilisierung des Helfer- und Gesundheitssystems und der Aufklärung der Gesellschaft hielt. Die methodische Strategie der fokussierten Literaturrecherche ist aus Anhang 1 ersichtlich und wurde durch Fr. Dr. med. Dipl.-Psych. Mirjam Landgraf,

Fr. Dr. Eva Rehfueß, Hr. Peer Voss und Fr. Priv. Doz. Dr. med. Anne Hilgendorff durchgeführt.

Den anderen Teilbereich der Literaturrecherche stellte die systematische Literaturrecherche über diagnostische Kriterien des FAS und deren Evidenzbewertung dar und wurde von Fr. Dr. med. Monika Nothacker MPH vom Ärztlichen Zentrum für Qualität in der Medizin (ÄZQ) übernommen (▶ Anhänge 2 bis 4). Die systematische Literaturrecherche für die Ergänzung der Leitlinie um die Diagnose des pFAS, der ARND und ARBD wurde von Fr. Dr. med. Dipl.-Psych. Mirjam Landgraf (Leitlinienkoordinatorin) durchgeführt (▶ Anhänge 5 und 6).

Die Schlüsselfrage der systematischen Literaturrecherche zum FAS (Vollbild) wurde in der ersten Konsensuskonferenz am 14.09.2011 im Bundesministerium für Gesundheit in Bonn folgendermaßen konsentiert:

Welche Kriterien ermöglichen entwicklungsbezogen die Diagnose eines Fetalen Alkoholsyndroms (FAS) im Kindes- und Jugendalter (0 bis 18 Jahre)?

Die Schlüsselfrage für die Ergänzung der Leitlinie um die anderen FASD (pFAS, ARND, ARBD) wurde in der Konsensuskonferenz am 25.01.2016 folgendermaßen konsentiert:

Welche Kriterien ermöglichen entwicklungsbezogen die Diagnose eines partiellen Fetalen Alkoholsyndroms (pFAS), einer alkoholbedingten entwicklungsneurologischen Störung (ARND) und alkoholbedingter angeborener Malformationen (ARBD) aus dem Formenkreis der Fetalen Alkoholspektrumstörungen (FASD) im Kindes- und Jugendalter (0 bis 18 Jahre)?

Die diagnostischen Kriterien für die FASD wurden, orientierend an den bisherigen internationalen Leitlinien, durch die Leitliniengruppe in die vier diagnostische Säulen (1) Wachstumsauffälligkeiten, (2) Faciale Auffälligkeiten, (3) ZNS-Auffälligkeiten und (4) Alkoholkonsum der Mutter während der Schwangerschaft unterteilt.

Die systematische Literaturrecherche erfolgte gemäß der in den Anhängen 2, 3 und 5 dargestellten Strategie.

Die Recherche zum FAS umfasste englisch- und deutschsprachige Literatur im Zeitraum von 01.01.2001 bis 31.10.2011. Nach Sichtung der Abstracts und der daraus ausgewählten Volltexte wurden insgesamt 178 Publikationen zur Evidenzbewertung eingeschlossen (▶ Anhang 4).

Die Recherche zum pFAS, zu den ARND und ARBD umfasste englisch- und deutschsprachige Literatur im Zeitraum vom 01.11.2011 bis 31.06.2015 (anschließend an den Zeitraum für die Literaturrecherche zur Diagnose des FAS). Nach Sichtung der Abstracts und der daraus eingeschlossenen Volltexte wurden insgesamt 58 Publikationen zur Evidenzbewertung eingeschlossen (▶ Anhang 6).

Die resultierenden Volltexte über diagnostische Kriterien des FAS (beschränkt auf das Vollbild) wurden, soweit möglich, mit dem Oxford Evidenzklassifikations-System für diagnostische Studien (2009) bewertet (▶ Anhang 3). Kohortenstudien wurden entsprechend der Oxford-Evidenzklassifikation in explorative Kohortenstudien mit einem Level of Evidence von 2b (LoE 2b) und Validierungskohortenstudien mit einem LoE 1b unterteilt. Nicht-konsekutive Kohortenstudien oder solche mit sehr kleiner Teilnehmerzahl wurden mit einem LoE von 3b, Fall-Kontroll-Studien mit einem LoE von 4 bewertet.

Bei der systematischen Literaturrecherche zum pFAS, zu den ARND und ARBD wurde keine Evidenzbewertung mittels des Oxford Evidenzklassifikations-System durchgeführt. Die aus der Recherche resultierenden Studien wurden zur methodischen Bewertung in folgende Gruppen eingeteilt:

a) Einzelstudien:
- prospektiv
- retrospektiv
- explorativ
- validierend

b) Reviews:
- narrativ
- systematisch

Da bei der Ergänzung der S3-Leitlinie 2015/2016 zwar eine systematische Literaturrecherche, aber keine Evidenzbewertung stattfand, handelt es sich bei den daraus resultierenden Empfehlungen um Expertenkonsensus. Bei konsensbasierten Empfehlungen wird die Empfehlungsstärke rein sprachlich ausgedrückt.

Für gute diagnostische Studien ist allgemein ein unabhängiger verlässlicher Referenzstandard erforderlich. Die Validierung von diagnostischen FASD-Kriterien wurde jedoch an bereits mit FASD diagnostizierten Kindern und Jugendlichen überprüft. Dafür wurden in den Studien unterschiedliche Instrumente angewendet (vor allem IOM Kriterien und 4-Digit Diagnostic Code), die aufgrund der differenten diagnostischen Kriterien oder Cut-off-Werte (Perzentile von Kopfumfangskurven, Anzahl facialer Auffälligkeiten, Berücksichtigung funktioneller ZNS-Auffälligkeiten) in ihrer diagnostischen Diskrimination nicht übereinstimmen. Insbesondere die facialen Kriterien unterliegen einem sogenannten Incorporation-Bias, bei dem das Testkriterium grundsätzlich auch Teil des Referenzstandards ist. In den meisten Studien wurden als Vergleichsgruppen Kinder und Jugendliche gewählt, deren Mütter keinen Alkoholkonsum während der Schwangerschaft angaben. Dabei sollte allerdings berücksichtigt werden, dass die Aussagen zum mütterlichen Alkoholkonsum in der Schwangerschaft wahrscheinlich häufig aufgrund sozialer Erwünschtheit ungenau und retrospektiv auch nicht objektivierbar sind. Daher könnten sich auch in den gesunden Kontrollgruppen Kinder mit intrauteriner Alkoholexposition befinden und den Vergleich mit Kindern mit FASD beeinträchtigen.

2.3 Erstellung von Evidenztabellen

Die vom Ärztlichen Zentrum für Qualität in der Medizin erstellten Evidenztabellen der Literatur über diagnostische Kriterien des FAS sind im Leitlinien-Bericht (http://www.awmf.org/leitlinien/detail/ll/022-025.html) dargestellt.

2.4 Formale Konsensfindung und Formulierung von Empfehlungen

Die systematische Literaturrecherche und die Evidenzbewertung der Studien zum FAS (beschränkt auf das Vollbild) wurden durch Fr. Dr. med. Monika Nothacker vom ÄZQ in intensiver dialogischer Rücksprache und Korrektur durch die Leitlinienkoordinatorin Fr. Dr. med. Dipl.-Psych. Mirjam N. Landgraf durchgeführt.

Anhand der evidenzbewerteten Studien wurden von den Leitlinienkoordinatoren Empfehlungen für die Diagnostik des FAS erarbeitet. Diese Empfehlungen wurden in der zweiten (17.02.12) und dritten (25.05.12) Konsenskonferenz (erster Teil des Leitlinienprojektes) von der Leitliniengruppe diskutiert, je nach klinischer Relevanz, Umsetzbarkeit in die Praxis und ethischen Verpflichtungen modifiziert und graduiert. Die daraus resultierenden handlungsleitenden Empfehlungen für die Diagnostik des FAS bei Kindern und Jugendlichen in Deutschland wurden in den gleichen Konsenssitzungen mittels einer formalen Konsensfindung in Form eines nominalen Gruppenprozesses unter Moderation von Fr. Prof. Ina Kopp (AWMF) konsentiert.

Bei der Ergänzung der Leitlinie um die Diagnostik der anderen FASD (pFAS, ARND, ARBD) wurden die Ergebnisse der systematischen Literaturrecherche der Leitliniengruppe von der Leitlinienkoordinatorin vor der 1. Konsenssitzung per Mail zur Verfügung gestellt. Aus den Literaturergebnissen wurden von der Leitlinienkoordinatorin Empfehlungsvorschläge für die Diagnostik erarbeitet. Diese Empfehlungen wurden in der ersten (07.09.2015) und zweiten (25.01.2016) Konsenskonferenz (zweiter Teil des Leitlinienprojektes) von der Leitliniengruppe diskutiert und mittels formaler Verfahren unter Moderation von Fr. Prof. Kopp (1. Sitzung) und Fr. Dr. Landgraf (2. Sitzung) konsentiert. Bei der 2. Konsenskonferenz wurden, ergänzend zu den bereits abgestimmten diagnostischen Kriterien, nur Hintergrundtexte verabschiedet. Die Unabhängigkeit der Moderatorin (Fr. Dr. Landgraf) war gewährleistet, da keine thematisch relevanten Interessenkonflikte vorlagen.

Alle Empfehlungen, bis auf die Cut-off-Perzentilenkurve des Kopfumfanges beim FAS, wurden im »starken Konsens« (Zustimmung von $\geq 95\%$ der Teilnehmer) oder im Konsens (Zustimmung von $\geq 75\%$ der Teilnehmer) verabschiedet.

Die Abstimmungs- und Ergebnisprotokolle der Sitzungen können über die Leitlinienkoordinatorin angefordert und eingesehen werden.

2.5 Verabschiedung

Die Mandatsträgerinnen und -träger der deutschen Fachgesellschaften und Berufsverbände sowie die Expertinnen und Experten der Konsensusgruppe hatten die Möglichkeit, Anmerkungen oder Korrekturen zum Leitlinienbericht und zur Leitlinie zu machen. Anhand dieser Anregungen wurde die Leitlinie von der Leitlinienkoordinatorin modifiziert. Die Mandatsträger/innen mit der vollen Prokura ihrer Fachgesellschaft stimmten den Inhalten der Leitlinie eigenständig zu. Andere Mandatsträger/innen präsentierten die Leitlinie den Vorständen oder Leitliniengremien ihrer Fachgesellschaften oder Berufsverbände. Diese stimmten nach kleinen redaktionellen Änderungen (keine konsenspflichtigen inhaltlichen Anpassungen) der Leitlinie zu und erreichten damit die Verabschiedung der Leitlinie.

2.6 Verbreitung und Implementierung

Ein Ziel der Leitliniengruppe ist, mithilfe der vorliegenden Leitlinie das Helfer- und Gesundheitssystem gegenüber Alkoholkonsum in der Schwangerschaft mit seinen schwerwiegenden und lebenslangen Folgen und gegenüber dem Krankheitsbild FASD zu sensibilisieren.

Die Kurz- und Langfassung der Leitlinie sowie der Leitlinienbericht sind auf der Homepage der AWMF veröffentlicht, um deren Inhalte allen Interessierten frei zugänglich zu machen (http://www.awmf.org/leitlinien/detail/ll/022-025.¬html).

Zur Implementierung der empfohlenen diagnostischen Kriterien wurde ein Pocket Guide FASD für alle Beteiligten des Gesundheits- und Hilfesystems entworfen. Dieser Pocket Guide beinhaltet die Leitlinien-Algorithmen für die Abklärung der Fetalen Alkoholspektrumstörungen bei Kindern und Jugendlichen sowie Web-Adressen mit Links zu weiterführenden Informationen über das Krankheitsbild FASD, zur vorliegenden Leitlinie und zur Homepage der Patientenvertretung FASD Deutschland e. V. Der Pocket Guide FASD und zusätzliche Informationen über die Diagnostik der FASD bei Kindern und Jugendlichen sind auf der wissenschaftlichen FASD-Homepage des iSPZ Hauner frei verfügbar (www.ispz-hauner.de).

Die Entwicklung einer App FASD ist geplant. Außerdem ist geplant, den Pocketguide FASD an die beteiligten Fachgesellschaften, Berufsverbände, Kinderkliniken, SPZ, Kinder- und Jugendpsychiatrien, Jugendämter und andere relevante Einrichtungen zu schicken.

Bei Formulierung eines Verdachtes auf FASD oder bei Unsicherheit hinsichtlich der Diagnose FASD soll der betreuende professionelle Helfer, einschließlich Pflegepersonal, Hebammen, Entbindungspfleger, Psychologen, Sozialpädagogen, Sozialarbeiter, Therapeuten, klinisch oder institutionell tätige oder niedergelassene Ärztinnen und Ärzte der Gynäkologie, der Kinder- und Jugendmedizin einschließlich der Schwerpunktgebiete Neonatologie, Intensivmedizin, Neuropädiatrie, der Kinder- und Jugendpsychiatrie, Psychotherapie und Psychosomatik, der Allgemeinmedizin und des öffentlichen Gesundheitsdienstes, das Kind zur weiterführenden Diagnostik an einen FASD-erfahrenen

Leistungserbringer überweisen. Die Leitliniengruppe muss explizit darauf verzichten, diesen Leistungserbringer genauer zu definieren, da bisher keine Zertifizierung zum FASD-Spezialisten und nur wenige spezialisierte Anlaufstellen in Deutschland existieren. Die Leitliniengruppe fordert jedoch, dass der Leistungserbringer, der die Diagnose FASD endgültig stellt, über Erfahrung mit von FASD betroffenen Kindern und Jugendlichen verfügt. Laut statistischen Schätzungen über die Prävalenz der FASD aus USA, Kanada und Europa bekommen viel zu wenige Kinder mit FASD in Deutschland tatsächlich auch die Diagnose FASD. Das Erhalten der Diagnose FASD ist jedoch unabdingbar für eine adäquate Förderung, Beschulung, Ausbildung und Unterbringung des Kindes oder Jugendlichen mit FASD sowie zur Reduktion von Sekundärerkrankungen bzw. Komorbiditäten. Außerdem kann erst durch die richtige Diagnose eine individuelle Unterstützung und Entlastung der betroffenen Familie erreicht werden.

2.7 Finanzierung der Leitlinie und Darlegung möglicher Interessenkonflikte

Die Entwicklung der Leitlinie zum FAS (erster Teil des Leitlinienprojektes) wurde durch die Drogenbeauftragte der Bundesregierung, Fr. Dr. Dyckmans, initiiert und im Wesentlichen durch das Bundesministerium für Gesundheit finanziert. Auch die Ergänzung der Leitlinie um die anderen FASD (zweiter Schritt des Leitlinienprojektes) wurde finanziell vom BMG und der nachfolgenden Drogenbeauftragten der Bundesregierung Fr. Mortler unterstützt. Anteilige Personalkosten für die Leitlinienkoordinatorin und eine wissenschaftliche Hilfskraft, Kosten für die Aufträge an das IBE München, an das Ärztliche Zentrum für Qualität in der Medizin (ÄZQ) sowie an ein Design-Büro, Reisekosten und Sachkosten wurden vom Bundesministerium für Gesundheit für die Projektlaufzeit übernommen. Die substantielle Finanzierung der Leitlinie durch das Bundesministerium für Gesundheit hat zu keinen inhaltlichen Interferenzen oder Anpassungen der Leitlinie geführt. Die Gesellschaft für Neuropädiatrie und der Landesverband Bayern für körper- und mehrfachbehinderte Menschen e. V. als Träger des iSPZ Hauner haben das Projekt zusätzlich unterstützt. Weitere Kosten wurden durch die Kinderklinik und Kinderpoliklinik im Dr. von Haunerschen Kinderspital der Universität München (LMU) getragen.

Alle Mitglieder der Münchner Steuergruppe und der deutschlandweiten Konsensusgruppe legten eventuelle Interessenkonflikte schriftlich offen. Die Interessenkonflikterklärungen wurden bei den Leitlinienkoordinatoren gesammelt und sind zusammengefasst in Anhang 8 des Leitlinienberichtes dargestellt. Alle Konsensusmitglieder gaben an, sich keinerlei finanzielle, berufliche oder persönliche Vorteile durch die Inhalte der Leitlinie zu versprechen.

2.8 Gültigkeitsdauer und Aktualisierungsverfahren

Die Gültigkeit der Leitlinie zum FAS war auf fünf Jahre festgelegt. Ein Addendum wurde im September 2013 hinzugefügt. Die Leitlinie wurde 2016 um pFAS, ARND und ARBD ergänzt. Die Gültigkeit der hier vorliegenden, aktualisierten Leitlinie ist wiederum auf fünf Jahre festgelegt. Um die Aktualität der Leitlinie zu gewährleisten, wird in einer jährlichen Umfrage durch die Leitlinienkoordinatoren unter den Mandatsträgern, Experten und Patientenvertretern geklärt, ob dringende Gründe für eine vorzeitige Aktualisierung der Leitlinie vorliegen. Falls vorzeitige Aktualisierungen der Leitlinie erfolgen, werden diese in einem Addendum auf der Website der AWMF (http://www.awmf.org/leitlinien/detail/ll/022-025.html) und auf der FASD-Homepage des iSPZ Hauner (www.ispz-hauner.de) publiziert.

3 Hintergrundinformationen (Ergebnisse der fokussierten Literaturrecherche)

3.1 Prävalenz von mütterlichem Alkoholkonsum in der Schwangerschaft und Prävalenz des Fetalen Alkoholsyndroms

Insgesamt beschäftigten sich in den letzten zehn Jahren 17 Studien mit der Prävalenz von mütterlichem Alkoholkonsum während der Schwangerschaft und 13 Studien mit FAS-Prävalenzen und FAS-Inzidenzen.

Der methodische Prozess und die Literaturliste dieses Teilbereiches der fokussierten Literaturrecherche sind Anhang 1 zu entnehmen.

3.1.1 Europa

Für den Kontinent Europa erfüllten insgesamt zehn Studien die Einschlusskriterien, darunter jeweils zwei Studien aus Italien und Norwegen und jeweils eine Studie aus Schweden, Deutschland, Frankreich, Dänemark, England und Irland.

Alkoholkonsum während der Schwangerschaft

Mit der Häufigkeit von Alkoholkonsum in der Schwangerschaft haben sich insgesamt neun Studien in Italien (May et al. 2006; May et al. 2011), Frankreich (de Chazeron et al. 2011), Schweden (Goransson et al. 2003), Norwegen (Elgen et al. 2007; Alvik et al. 2006), Irland (Donnelly et al. 2008), Dänemark (Strandberg-Larsen et al. 2008) und Deutschland (Bergmann et al. 2007) beschäftigt. Die Daten beziehen sich auf den Zeitraum von 2000 bis 2008 und umfassen mehr als 108.000 Mütter. Die beobachteten Werte bewegen sich zwischen 10,8 % und 91,7 %. Laut KIGGS Studie des Robert Koch-Instituts zur Gesundheit von Kindern und Jugendlichen betrug in Deutschland der Alkoholkonsum während der Schwangerschaft von Müttern der eingeschlossenen Kinder 14,4 % und stieg bis 2005 auf 16,2 %. Allerdings verwenden diese Studien sehr unterschiedliche Definitionen bezüglich Häufigkeit, Zeitpunkt und Ausmaß des Alkoholkonsums. Werden jedoch der Alkoholkonsum vor dem Bekanntwerden der Schwangerschaft oder der einmalige geringe Alkoholkonsum während der Schwangerschaft ausgeschlossen und werden kleinere und deshalb weniger zuverlässige Studien ebenfalls nicht berücksichtigt, so ergibt sich eine Bandbreite von 14,4 % bis 30,0 %. Konzentriert man sich auf den Teilaspekt des sogenannten binge drinking (exzessiver Alkoholkonsum zu einer Gelegenheit, »Sturz-Trinken«, »Komasaufen«, »Rauschtrinken«), bewegen sich die Prävalenz-Zahlen zwischen 1,2 % und 3,5 %. Dabei ist zu beachten, dass Schwangere, die nur zu einer Gelegenheit exzessiv Alkohol getrunken hatten (binge drinking) und zu diesem Zeitpunkt nicht gewusst hatten, dass sie schwanger sind, nicht mit einbezogen wurden. Die Prävalenz-Zahlen könnten in Wirklichkeit aufgrund der Dunkelziffer wesentlich höher ausfallen, da Mütter aus Angst vor sozialer Stigmatisierung wahrscheinlich häufig falsche (Alkohol verneinende) Angaben zu ihrem Alkoholkonsum machen.

2012 wurde die aktuellste Prävalenzstudie für Deutschland zu mütterlichem Alkoholkonsum in der Schwangerschaft veröffentlicht, die hier ergänzt werden soll: Laut der Studie »Gesundheit in Deutschland Aktuell« (GEDA, Robert-Koch-Institut) (▶ Anhang 1, [28]) zeigen ca. 20 % der schwangeren Frauen einen moderaten und ca. 8 % einen riskanten Alkoholkonsum (gemäß des AUDIT-Fragebogens). 12 % der Schwangeren geben binge drinking (≥ 5 Getränke pro Gelegenheit) seltener als 1x/Monat, knapp 4 % jeden Monat und 0,1 % mindestens jede Woche an.

Prävalenz des Fetalen Alkoholsyndroms

Mit FAS-Prävalenzen haben sich fünf Studien aus Italien (May et al. 2006; May et al. 2011), England (Morleo et al. 2011), Frankreich (de Chazeron et al. 2011) und Norwegen (Alvik et al. 2006) beschäftigt. Die Daten beziehen sich auf die Jahre 1997 bis 2008 und umfassen insgesamt 2840 Kinder. Die Prävalenzen von FAS bewegen sich zwischen 0,2 und 8,2 pro 1000 Kinder. Kritisch zu betrachten ist die Studie aus England, die zu einem Ergebnis von 0,8 pro 100.000 Geburten kam. Diese Prävalenz ist im Vergleich zu den anderen Studien auffallend niedrig.

Das Vollbild des Fetalen Alkoholsyndroms tritt nach Expertenschätzung nur bei ca. 10 % aller Kinder mit pränatalen Alkohol-Folgeschäden auf.

Bei nochmaliger kritischer Durchsicht der angeführten Prävalenzstudien zu den FASD im Update der Leitlinie stellte sich heraus, dass es sich lediglich bei den zwei italienischen Studien um aufsuchende Studien in Schulen (Normalpopulation) handelt und damit die dort eruierte Prävalenz von 2 % bis 5 % FASD in der Durchschnittsbevölkerung als am ehesten verlässlich bestimmt werden kann. Einschränkend ist anzumerken, dass bei diesen Prävalenzschätzungen die diagnostischen IOM-Kriterien verwendet wurden, die weniger streng sind als die Kriterien der deutschen S3-Leitlinie oder des 4-Digit-Diagnostik-Code. Expertenschätzungen in Deutschland gehen von einer Prävalenz von ca. 1 % FASD bei allen Kindern aus.

Verglichen mit anderen neuropädiatrischen Erkrankungen wie z. B. dem Down-Syndrom mit einer Prävalenz von ca. 0,1 bis 0,2 % (Loane et al. Twenty-year trends in the prevalence of Down syndrome and other trisomies in Europe: impact of maternal age and prenatal screening. European Journal of Human Genetics 2012) und der Cerebralparese mit einer Prävalenz von ca. 0,2 bis 0,3 % (Heinen et al. The updated European Consensus 2009 on the use of Botulinum toxin for children with cerebral palsy. European Journal of Paediatric Neurology 2010; 14:45–66) sind die Fetalen Alkoholspektrumstörungen in Deutschland sehr häufig.

Allerdings wird die Diagnose FASD viel zu selten gestellt, da die professionellen Helfer im Gesundheitssystem Hemmungen haben, einen diesbezüglichen Verdacht auszusprechen oder zu wenig über das Krankheitsbild informiert sind.

Das bedeutet, dass die Fetale Alkoholspektrumstörung eine der häufigsten angeborenen Erkrankungen darstellt, ohne als solche bislang erkannt und berücksichtigt zu werden.

Alkoholkonsum während der Schwangerschaft ist dabei eine der ganz wenigen vollständig vermeidbaren Ursachen für schwere Entwicklungsstörungen beim Kind.

3.1.2 USA

Mit FAS-Prävalenzen und den Häufigkeiten von Alkoholkonsum in der Schwangerschaft beschäftigten sich 15 Studien aus den Vereinigten Staaten von Amerika.

Alkoholkonsum während der Schwangerschaft

Insgesamt beschäftigen sich acht Studien in 50 Staaten der USA mit dem Alkoholkonsum von Schwangeren (Centres for Disease Control and Prevention 2009; Aliyu et al. 2009; Tsai et al. 2007; Chambers et al. 2005; Drews et al. 2003; O'Connor et al. 2003; Ethen et al. 2009; Grant et al. 2009). Die Daten beziehen sich auf den Zeitraum von 1989 bis 2004, und mehr als 430.000 Mütter wurden befragt. In USA beläuft sich die Häufigkeit auf 8,0 % bis 30,0 % für jeglichen Alkoholkonsum. Für das binge drinking ergab sich eine Prävalenz von 1,0 % bis 8,3 %. Hier ist zu bedenken, dass einige Studien sich auf bestimmte Ethnizitäten wie z. B. die schwarze, lateinamerikanische oder Inuit-Population der USA beziehen (Chambers et al. 2005; O'Connor et al. 2003). In Zusammenschau aller amerikanischen Studien können wegen der hohen Anzahl der Teilnehmer diese Zahlen trotzdem als repräsentativ für den Alkoholkonsum von Schwangeren in den USA angesehen werden.

Prävalenz des FAS

Acht Studien, die fast sämtliche Staaten der USA abdecken, machen Angaben zu FAS-Prävalenzen (Druschel et al. 2007; Astley 2004; Weiss et al. 2004; Fox et al. 2003; Poitra et al. 2003; Centres for Disease Control and Prevention, 2002; Astley et al. 2002; U.S. Government, 2003). Die Daten beziehen sich auf den Zeitraum von 1992 bis 2004 und umfassen insgesamt fast eine halbe Million Kinder. Die Studien kommen zu einer Prävalenz-Bandbreite von 0,2 bis 4,5 pro 1000 Geburten mit Vollbild FAS. Hier ist aufgrund ihrer guten Datenlage für 35 Bundesstaaten, basierend auf birth defects surveillance Daten, insbesondere die Studie der US-Regierung von 2003 hervorzuheben. Weiterhin ist, wie oben bereits erwähnt, zu beachten, dass sich manche Studien vorwiegend mit bestimmten ethnischen Bevölkerungsgruppen der USA beschäftigt haben; auch hier bewegen sich die Häufigkeiten zwischen 0,2 und 4,5 pro 1000 Geburten.

3.1.3 Kanada

Für Kanada wurde eine Studie gefunden, die sich mit mütterlichem Alkoholkonsum während der Schwangerschaft befasste. Die Studie ermittelte einen Alkoholkonsum während der Schwangerschaft von 5,4 % für Ontario und 7,2 % für British Columbia (Thanh et al. 2010). Außerdem extrapolierten die Autoren die Ergebnisse und schätzten für ganz Kanada einen mütterlichen Alkoholkonsum von 5,8 %. Diese Daten basieren auf dem auf nationaler und Provinzebene repräsentativen Canadian Community Health Survey. Das Wahlmodul zu Alkoholkonsum während der Schwangerschaft wurde allerdings nur in zwei Provinzen umgesetzt, so dass die Zahlen für ganz Kanada kritisch zu betrachten sind. Studien zur Häufigkeit von FAS konnten unter Berücksichtigung der Einschlusskriterien nicht gefunden werden.

3.1.4 Anmerkungen zur Qualität der Studien

Die 27 eingeschlossenen Studien zeichnen sich durch große Heterogenität in Studiendesign, Auswahl und Anzahl der Teilnehmerinnen und Teilnehmer sowie in verwendeten Definitionen aus.

Ein Großteil der Studien sind Querschnittsstudien, andere beziehen sich auf Vitalstatistiken (z. B. Aliyu et al. 2009) oder Register (z. B. Fox et al. 2003) oder wurden als integrierter Bestandteil groß angelegter Kohortenstudien durchgeführt (z. B. Bergmann et al. 2007). Studien zum Alkoholkonsum während der Schwangerschaft setzen bezüglich der untersuchten Bevölkerungsgruppe unterschiedliche Schwerpunkte, z. B. bei erstmals schwangeren Frauen (z. B. Donnelly et al. 2008), Frauen, die vor kurzem entbunden haben (z. B. de Chazeron et al. 2011), oder Müttern von Kleinkindern (z. B. Thanh et al. 2010). Auch bezüglich der Häufigkeit von FAS unterscheiden sich die betrachteten Bevölkerungsgruppen erheblich; so werden Daten zur Prävalenz für Neugeborene, Kinder im Grundschulalter und Jugendliche, für unterschiedliche Ethnien sowie für adoptierte oder Pflegekinder (z. B. Astley et al. 2002) erhoben. Die Auswahl der betrachteten Bevölkerungsgruppe kann erhebliche Auswirkungen auf die Wahrscheinlichkeit von Recall Bias (Frauen, bei denen eine Schwangerschaft schon Jahre zurückliegt, erinnern sich weniger genau an ihren Alkoholkonsum als aktuell schwangere Frauen), Social Desirability Bias (Frauen, für deren Kind eine FAS-Diagnose vorliegt, neigen eher dazu, einen Alkoholkonsum zu verschweigen, als Frauen gesunder Kinder) und andere systematische Verzerrungen haben. Auch wenn die Studienqualität nicht systematisch bewertet wurde, ist anzumerken, dass sich die Studien hinsichtlich der Auswahl der Studienpopulation (z. B. über Krankenhäuser versus über national repräsentative Studien) und der Anzahl der Studienteilnehmer (sehr kleine Studien mit unter 200 Teilnehmern bis hin zu mehreren Hunderttausend Teilnehmern) erheblich unterscheiden.

Den hier berichteten Zahlen liegen außerdem unterschiedliche Definitionen für den Alkoholkonsum während der Schwangerschaft und für die Diagnose

FASD zugrunde. Insbesondere die korrekte Erfassung leichter und mittelschwerer Ausprägungsformen alkoholinduzierter Schädigungen im Neugeborenen- und Kindesalter stellt eine wichtige Fehlerquelle dar und erklärt sicherlich einen Teil der großen Bandbreite. Darüber hinaus ergeben sich für Studien zu FASD generelle Probleme, insbesondere ist davon auszugehen, dass die Dunkelziffer für beide hier betrachteten Endpunkte hoch ist. Bezüglich des Alkoholkonsums während der Schwangerschaft muss man aufgrund des erheblichen gesellschaftlichen Erwartungsdrucks von einem deutlichen Underreporting ausgehen. Bezüglich der FASD-Prävalenz muss berücksichtigt werden, dass Kinder aus Problemfamilien in den meisten nicht national repräsentativen Studien wahrscheinlich nicht angemessen erfasst sind, was zu einer Unterschätzung der eigentlichen Prävalenz führen könnte.

3.2 Risikofaktoren für mütterlichen Alkoholkonsum in der Schwangerschaft

Die primäre Prävention von FASD beinhaltet die Aufklärung von allen Frauen und Männern im zeugungsfähigen Alter über die potentiell verheerende Wirkung von mütterlichem Alkoholkonsum während der Schwangerschaft auf das ungeborene Kind, der zu lebenslangen Einschränkungen führen kann. Die Bestimmung von Risikopopulationen für Alkoholkonsum in der Schwangerschaft ist wichtig, um den betroffenen Frauen und Männern eine intensivierte Aufklärung bieten zu können und damit die Prävalenz von mütterlichem Alkoholkonsum während der Schwangerschaft in der deutschen Gesellschaft senken zu können.

Das methodische Prozedere und die Literaturliste dieses Teilbereichs der fokussierten Literaturrecherche sind Anhang 1 zu entnehmen.

Die in der Literatur beschriebenen mütterlichen Risikofaktoren wurden zur übersichtlicheren Darstellung in folgende Bereiche eingeteilt:

- Alter
- Nationalität
- Gesundheitsbezogene Risikofaktoren
- Schwangerschaftsbesonderheiten
- Sozioökonomischer Status
- Soziale Umgebung
- Psychologische Risikofaktoren

Die kanadische Originalliteratur wurde aufgrund der geringen Anzahl von Publikationen mit der amerikanischen Literatur über Risikofaktoren für mütterlichen Alkoholkonsum in der Schwangerschaft zusammengefasst.

3.2.1 Risikofaktoren für mütterlichen Alkoholkonsum in den USA und Kanada

Literatur: ▶ Anhang 1

Alter

Ältere Schwangere scheinen in den USA und Kanada eher risikobehaftet für Alkoholkonsum zu sein als jüngere Schwangere. Das ältere Alter wird in vielen Studien jedoch nicht exakt anhand der Lebensjahre bestimmt oder unterschiedlich definiert, mit einem Altersrange von über 25 Jahren bis über 35 Jahren.

Nationalität

Bei Untersuchungen in Lebensbereichen, die bezüglich der Nationalität oder Ethnizität repräsentativ für die gesamte amerikanische Gesellschaft sind, zeigt sich, dass kaukasische Amerikanerinnen am häufigsten Alkohol während der Schwangerschaft konsumieren. Afro-Amerikanerinnen und hispanische Amerikanerinnen, die in den USA geboren wurden, haben ein größeres Risiko für Alkoholkonsum in der Schwangerschaft als im Ausland geborene Frauen gleicher Ethnizität. Amerikanerinnen nichtkaukasischer Ethnizität, die seit mehreren Generationen in den USA leben oder besser akkulturiert sind (z. B. zuhause vorwiegend amerikanisch sprechen), weisen ein noch höheres Risiko auf.

In diesem Bereich ist problematisch, dass viele Studien eine sehr selektive Stichprobe untersucht haben, z. B. in Reservaten lebende Native American Indians, Inuit oder Schwarz-Amerikanerinnen aus der untersten sozioökonomischen Schicht, die zur unentgeltlichen Geburt in die Klinik kamen. In diesen Studien wird ein hoher Prozentsatz an Alkohol konsumierenden Schwangeren in Minderheiten angenommen. In Minderheiten, deren Religion Alkohol verbietet, trinken dagegen weniger Frauen Alkohol während der Schwangerschaft. Allerdings muss bei kultureller Inakzeptanz immer von einer Beschönigung der Angaben ausgegangen werden.

Gesundheitsbezogene Risikofaktoren

Bei frühem Beginn von Alkoholkonsum, in einer Publikation beschrieben als Alkoholkonsum vor dem 18. Lebensjahr, in einem anderen Artikel als Alkoholkonsum in den College-Jahren, ist das Risiko höher, in der Schwangerschaft Alkohol zu konsumieren.

Mit steigender Häufigkeit und Höhe des Alkoholkonsums vor der Schwangerschaft steigt auch das Risiko von Alkoholkonsum in der Schwangerschaft.

In mehreren Publikationen werden Items aus Alkohol-Screeningverfahren wie dem TWEAK (Items: Tolerance, Worry, Eye opener, Amnesia, Cut down) von Schwangeren beantwortet und es zeigt sich, dass Schwangere mit hohen Screeningwerten häufiger Alkohol konsumieren.

Frauen mit einer Alkoholabhängigkeit, die definiert wurde als durch Alkohol verursachte gesundheitliche Probleme oder als vorhergehende Behandlung wegen Alkoholproblemen, trinken häufiger Alkohol in der Schwangerschaft.

Frauen, die wegen Drogenkonsums behandelt wurden oder vor oder während der Schwangerschaft Drogen konsumieren, sind eher risikobehaftet für Alkoholkonsum während der Schwangerschaft.

In vielen Publikationen wurde einheitlich gezeigt, dass auch Frauen, die vor oder während der Schwangerschaft Nikotin konsumieren, häufiger während der Schwangerschaft Alkohol trinken.

In zwei Publikationen wurde ein hoher Koffeinkonsum als Risikofaktor für mütterlichen Alkoholkonsum gefunden.

Schwangerschaftsbesonderheiten

Die Anzahl der Schwangerschaften als Risikofaktor für den Alkoholkonsum in der Schwangerschaft wird in der amerikanischen und kanadischen Literatur kontrovers diskutiert (▶ Anhang 1).

In den Publikationen wird dagegen einheitlich als Risikofaktor eine unbeabsichtigte oder ungewollte Schwangerschaft dargestellt.

Frauen, die wenig oder spät präpartale Vorsorge in Anspruch nehmen, sind ebenfalls risikobehafteter.

Jeweils eine Publikation beschreibt folgende Risikofaktoren: vorheriges Frühgeborenes, vorheriger Schwangerschaftsabbruch, vorherige Infertilität.

Sozioökonomischer Status

Hinsichtlich des sozioökonomischen Status sind die Ergebnisse der Literatur kontrovers. Häufig wurden Minderheiten oder Gegenden mit insgesamt niedrigem Sozialstatus untersucht, in denen die Schwangeren mit nochmals vergleichsweise niedrigerem Sozialstatus, Arbeitslosigkeit oder Erhalt öffentlicher Zuwendungen häufiger Alkohol während der Schwangerschaft konsumieren als Frauen mit vergleichsweise höherem (aber immer noch niedrigem) sozioökonomischen Status. Wenn Stichproben evaluiert wurden, die repräsentativ für alle Bevölkerungsschichten sind, zeigt sich jedoch ein höheres Risiko für Alkoholkonsum bei schwangeren Frauen, die eine bessere Bildung, ein höheres Einkommen und keine Arbeitslosigkeit aufweisen.

Soziale Umgebung

In sehr vielen Publikationen wurde der Ehestand bei den Befragungen der Schwangeren ermittelt und es zeigt sich übereinstimmend, dass unverheiratete Schwangere häufiger Alkohol konsumieren. Die Unterscheidung zwischen Frauen, die zwar unverheiratet sind aber in fester Beziehung leben und denen, die unverheiratet aber alleinstehend sind, wurde in den Studien nicht immer gemacht. In einigen Publikationen, die jedoch meist in unterprivilegierten Gegenden durchgeführt wurden, ergab sich, dass ein Mangel an sozialer, emotionaler oder finanzieller Unterstützung ein Risiko für Alkoholkonsum der Schwangeren darstellt.

Alkoholkonsum des Partners oder Alkoholkonsum in der Familie sind weitere Risikofaktoren für mütterlichen Alkoholkonsum. Auch Drogenkonsum des Partners, der Familie oder der Freunde scheinen einen Einfluss auf den Alkoholkonsum der Schwangeren zu haben.

In einzelnen Publikationen wird darauf hingewiesen, dass Frauen, die Verletzungen erlitten, seien sie selbst- oder fremdverursacht sowie unter oder ohne Alkoholeinfluss entstanden, eine Risikopopulation für Alkoholkonsum in der Schwangerschaft darstellen.

In zwei Publikationen wurde evaluiert, dass der seltene oder der fehlende Besuch von religiösen Einrichtungen bzw. Zeremonien ein Risikofaktor für Alkoholkonsum sein kann.

Psychologische Risikofaktoren

Viele Publikationen aus USA und Kanada zeigen einheitlich, dass stattgehabte oder aktuelle körperliche Misshandlung oder sexueller Missbrauch durch den Partner oder einen Fremden bedeutende Risikofaktoren für mütterlichen Alkoholkonsum in der Schwangerschaft darstellen.

Zwei Publikationen weisen außerdem darauf hin, dass auch emotionale Misshandlung zu Alkoholkonsum der Schwangeren führen kann.

In der Literatur finden sich viele Publikationen, die als Risikofaktoren für mütterlichen Alkoholkonsum übereinstimmend psychische oder psychiatrische Störungen gefunden haben. Zu diesen Störungen gehören vor allem die Depression, aber auch Angststörungen, Panikstörungen und sexuelle Funktionsstörungen.

Lediglich aus der amerikanischen Literatur ließ sich ein Unterschied zwischen Risikofaktoren für jeglichen Alkoholkonsum und binge drinking (exzessiver Alkoholkonsum zu einer Gelegenheit) in der Schwangerschaft bestimmen. Dabei wurde die Alkoholmenge beim binge drinking jedoch nicht einheitlich definiert. Für binge drinking in der Schwangerschaft sind in den USA eher jüngere, weiße Single-Frauen mit hohem sozioökonomischem Status gefährdet.

3.2.2 Risikofaktoren für mütterlichen Alkoholkonsum in der Schwangerschaft in Europa

Literatur: ▶ Anhang 1

Alter

Auch in Europa scheinen ältere Schwangere ein höheres Risiko für Alkoholkonsum zu haben. Häufig wird jedoch keine genaue Angabe von Lebensjahren gemacht oder eine unterschiedliche Definition von »älter« mit einem Range von > 25 Jahren bis > 30 Jahren vorgenommen.

Nationalität

Frauen ohne Migrationshintergrund haben ein höheres Risiko, Alkohol während der Schwangerschaft zu konsumieren.

Gesundheitsbezogene Risikofaktoren

Auch in den europäischen Studien werden Alkoholkonsum und binge drinking vor der Schwangerschaft als Risikofaktor für Alkoholkonsum während der Schwangerschaft bestimmt.

Frauen, die vor der Schwangerschaft Drogen oder während der Schwangerschaft Drogen oder Nikotin konsumieren, haben ein durch mehrere Publikationen übereinstimmend belegtes höheres Risiko während der Schwangerschaft Alkohol zu trinken.

Ein Artikel gibt den Hinweis darauf, dass übergewichtige Frauen eher risikobehaftet für Alkoholkonsum in der Schwangerschaft sind.

Schwangerschaftsbesonderheiten

Einige europäische Publikationen finden als Risikofaktor für Alkoholkonsum der Schwangeren eine geringe Parität.

Schwangere, die eine unbeabsichtigte Schwangerschaft austragen oder vorher einen Schwangerschaftsabbruch durchgeführt haben, haben ein höheres Risiko für Alkoholkonsum.

Sozioökonomischer Status

Die meisten europäischen Studien zeigen, dass Frauen mit mittlerem bis hohem sozioökonomischem Status häufiger Alkohol in der Schwangerschaft trinken als Frauen mit niedrigem sozioökonomischem Status. Der sozioökonomische Status wurde erhoben als höhere Bildung, höheres Einkommen, gute Jobs, nicht arbeitslos und private Krankenversicherung.

Soziale Umgebung

Übereinstimmend mit den amerikanischen Studien ergaben auch die europäischen Publikationen, dass alleinstehende Frauen während der Schwangerschaft häufiger Alkohol konsumieren als verheiratete Frauen und Frauen, die mit einem festen Partner leben.

Eine Studie zeigt, dass auch Gefängnisinsassinnen häufig Alkohol während der Schwangerschaft konsumieren.

Psychologische Risikofaktoren

Psychische oder psychiatrische Störungen sind ein in der Literatur einheitlich bestimmter Risikofaktor für Alkoholkonsum während der Schwangerschaft.

In Europa wurde meist keine klare Trennung zwischen Risikofaktoren für Alkoholkonsum und Risikofaktoren für binge drinking gemacht. Eine dänische

Studie weist darauf hin, dass Frauen, die exzessiv trinken, bevor sie wissen, dass sie schwanger sind, eher jünger und besser gebildet sowie Nulliparae sind. Frauen, die auch nach Schwangerschaftsbestätigung exzessiv trinken, stammen dagegen eher aus einer niedrigeren sozioökonomischen Schicht, seien häufiger arbeitslos und Multiparae.

3.3 Risikofaktoren für die Entwicklung einer Fetalen Alkoholspektrumstörung

Die Risikofaktoren für mütterlichen Alkoholkonsum in der Schwangerschaft sind abzugrenzen von den Risikofaktoren für die Entwicklung einer Fetalen Alkoholspektrumstörung. Bei den Risikofaktoren für die Entwicklung einer FASD werden Hinweise darauf gegeben, warum eine Frau, die während der Schwangerschaft Alkohol konsumiert, ein Kind mit FASD gebärt, während eine andere Alkohol konsumierende Schwangere ein gesundes Kind zur Welt bringt.

In diesem Teilbereich der fokussierten Literaturrecherche wurden 80 Abstracts gefunden. Davon wurden 32 Publikationen eingeschlossen (▶ Anhang 1).
Literatur: ▶ **Anhang 1**

Höhe des Alkoholkonsums

Hoher Alkoholkonsum ist laut Literaturlage assoziiert mit reduziertem Wachstum (Kopfumfang, Gehirn, Femurlänge), reduzierten sozialen und kognitiven Kompetenzen (Anzahl der Getränke pro Anlass als sensitivster Faktor für Gedächtnis- und Aufmerksamkeitsdefizite), veränderten Wachstumshormonspiegeln und Neurotransmittern.

Signifikanter Alkoholkonsum wurde in den Publikationen allerdings unterschiedlich definiert: 48 g Ethanol/d, 140 g Ethanol/Woche, 4–5 Getränke/Anlass mind. 1x/Woche oder 14 Getränke/Woche, 5 Getränke/Tag, 4–6 Getränke/Woche, > 0.5 oz Ethanol/Tag, 10 Getränke/Woche oder 45 Getränke/Monat (1 Drink=12 g Alkohol), > 3 Getränke/Woche, 140 ml Alkohol/Woche oder 630 ml/Monat.

Chronischer Alkoholkonsum ist mit einem höheren Risiko, ein Kind mit FASD zu gebären, assoziiert.

Zeitpunkt des Alkoholkonsums

Frauen, die im ersten und zweiten Trimenon Alkohol trinken, haben ein höheres Risiko ein Kind mit FASD zu gebären als solche, die nur im dritten Trimenon trinken. Bei Frauen, die nur im ersten Trimenon trinken, sind die Daten über die Gefahr der Alkoholschädigung des Kindes uneinheitlich, auch wenn häufig darauf hingewiesen wird, dass die Vulnerabilität des embryofetalen Gehirns im ersten Trimenon am höchsten ist.

3.3 Risikofaktoren für die Entwicklung einer Fetalen Alkoholspektrumstörung

Wichtig ist, dass ein höheres Risiko für FASD bei Alkoholkonsum in der gesamten Schwangerschaft im Verhältnis zu Alkoholkonsum nur in den ersten beiden Trimestern besteht.

Der schädigende Effekt von Alkohol auf das Ungeborene wird potenziert durch Amphetamine oder multiplen Drogenabusus.

Mütterliche Risikofaktoren

Alkoholkonsumierende Frauen über 30 Jahre haben ein größeres Risiko, Kinder mit FASD zu bekommen als jüngere Frauen. Die Ursachen dafür sind unklar. Hypothesen sind, dass dabei eine verminderte Alkohol-Abbaukapazität der Leber, ein insgesamt längerer und häufigerer Alkoholkonsum aufgrund des Lebensalters und eine insgesamt wahrscheinlichere Gesundheitsgefährdung älterer Schwangerer eine Rolle spielen.

Afro-Amerikaner und amerikanische Ureinwohner (Native Indians) haben ein größeres Risiko bei Alkoholkonsum ein Kind mit FASD zu gebären. Dies könnte an der unterschiedlichen Enzymkapazität der verschiedenen Ethnizitäten liegen oder aber an anderen Risikofaktoren, die in diesen Populationen häufiger vorkommen wie Unterernährung und geringer sozioökonomischer Status.

Mütter mit geringem sozioökonomischen Status, Unterernährung oder Mangel an Zink oder Folsäure haben ein höheres Risiko bei Alkoholkonsum in der Schwangerschaft ihr Kind nachhaltig zu schädigen.

Auch Stress der Mutter scheint ein Risikofaktor für die Entwicklung einer FASD beim Kind zu sein.

Alkoholinduzierte Veränderungen endokrinologischer Funktionen bei der Mutter und vorherige Geburt eines Kindes mit FASD sind Hinweise auf exzessiven oder langfristigen Alkoholkonsum der Mutter und prädestinieren für die Geburt eines weiteren Kindes mit FASD.

Geburtshilfliche Komplikationen werden ebenfalls als Risikofaktoren für die Entwicklung einer FASD angesehen. Dabei ist wahrscheinlich davon auszugehen, dass die alkoholbedingte Gehirnschädigung durch Geburtskomplikationen potenziert und somit das Outcome des Kindes insgesamt schlechter wird.

In letzter Zeit wurden viele Studien durchgeführt, die eine genetische Veranlagung für die Entstehung von FASD beforschen. Grund dafür ist, dass die FASD häufig über Generationen hinweg auftritt, dabei aber nicht immer gleich ausgeprägt sein muss (genaue Angaben über die Menge des Alkoholkonsums liegen aber häufig nicht vor). In anderen Familien, in denen höhere Mengen Alkohol auch während der Schwangerschaft konsumiert werden, tritt dagegen keine FASD auf. Bisher konnten als eventuell bedeutend für die Vulnerabilität hinsichtlich der FASD Gen-Polymorphismen für die Alkoholdehydrogenase-Enzyme ADH1B gefunden werden. Dabei scheinen ADH1B2 und ADH1B3 eine protektive Funktion auszuüben.

4 Diagnose Fetale Alkoholspektrumstörungen bei Kindern und Jugendlichen

In den Konsensuskonferenzen wurden die Outcome-Kriterien, vor allem die Konzeptualisierung der Betreuungsaufgabe durch die richtige Diagnose zum frühestmöglichen Zeitpunkt, die Vermeidung von Fehlbehandlung, die Reduktion von Sekundärerkrankungen bzw. Komorbiditäten und die Entlastung der Eltern mehrfach bei der Festlegung sinnvoller Cut-off-Werte für diagnostische Kriterien der FASD diskutiert.

Durch die Implementierungsvorschläge der Leitliniengruppe kann eine konkrete Aufklärung von Müttern und Vätern realisiert werden sowie die deutschlandweite Aufklärung der Gesellschaft hinsichtlich der lebenslangen negativen Folgen von intrauteriner Alkoholexposition vorangetrieben werden.

Die vorliegende Leitlinie befasst sich anhand einer systematischen Literaturrecherche mit Evidenzbewertung und formeller Konsentierung mit der Diagnostik des Vollbildes FAS bei Kindern und Jugendlichen und als Ergänzung anhand einer systematischen Literaturrecherche mit formeller Konsentierung mit der Diagnostik der anderen Fetalen Alkoholspektrumstörungen pFAS, ARND und ARBD (entspricht einem Expertenkonsens).

Die Entwicklung einer Leitlinie mit Empfehlungen zur Versorgung und Behandlung von Kindern und Erwachsenen mit FASD ist nach Meinung der Leitliniengruppe dringend erforderlich.

4.1 Konsentierte Kriterien und Empfehlungen für die Diagnostik des Vollbildes Fetales Alkoholsyndrom FAS (fetal alcohol syndrome) bei Kindern und Jugendlichen

Zur übersichtlicheren Darstellung und damit besseren Anwendbarkeit in der praktischen Arbeit wurden die diagnostischen Kriterien für das Vollbild FAS bei Kindern und Jugendlichen in einem Algorithmus zusammengefasst (▶ Abb. 4.1).

Im Update der Leitlinie 2016 wurde in den vorherigen Algorithmus zur Diagnostik des FAS ein zusätzlicher Pfeil (vom Ende zurück zum Anfang des Flussdiagramms) zur Re-Evaluation von Kindern/Jugendlichen mit noch nicht diagnostizierbarem FAS eingefügt.

4.1 Konsentierte Kriterien und Empfehlungen für die Diagnostik

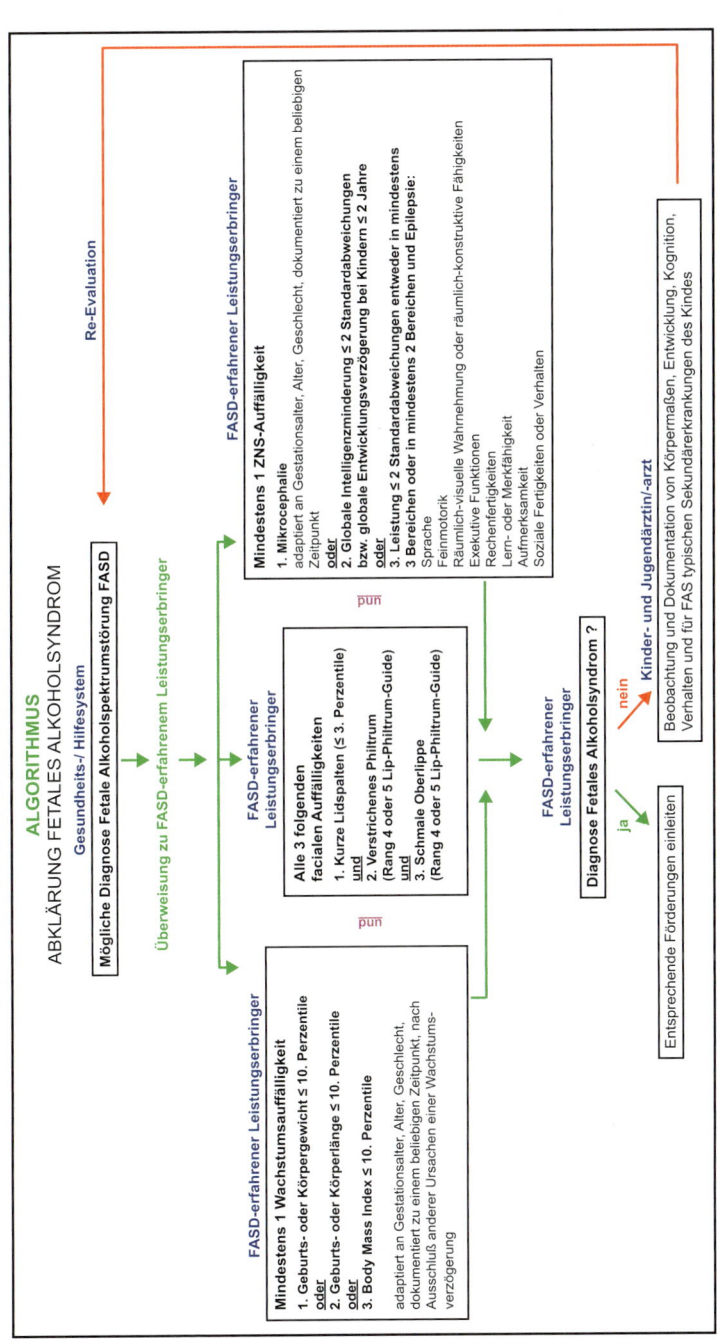

Abb. 4.1: Algorithmus zur Abklärung Fetales Alkoholsyndrom FAS

> *Zur Diagnose eines FAS sollten alle Kriterien 1. bis 4. zutreffen (Empfehlungsgrad B, starker Konsens):*
> 1. Wachstumsauffälligkeiten
> 2. Faciale Auffälligkeiten
> 3. ZNS Auffälligkeiten
> 4. Bestätigte oder nicht bestätigte intrauterine Alkohol-Exposition

Die Empfehlung, dass für die Diagnose FAS Auffälligkeiten in allen vier diagnostischen Säulen auftreten sollten, ist angelehnt an die bisherigen internationalen Leitlinien zur Diagnostik des FAS. Außerdem konnte in mehreren Studien gezeigt werden, dass Auffälligkeiten in nur einer diagnostischen Säule nicht ausreichend für die Diagnose FAS sind (siehe nachfolgende Beschreibung der Studien zu den vier diagnostischen Säulen).

> Bei Kontakt zum Gesundheits-/Hilfesystem sollten, wenn ein Kind Auffälligkeiten in einer der vier diagnostischen Säulen zeigt, die drei anderen diagnostischen Säulen beurteilt oder ihre Beurteilung veranlasst werden (Expertenkonsens).

Wichtig erscheint der Leitliniengruppe bei dieser Empfehlung, dass alle professionellen Helfer einschließlich Pflegepersonal, Hebammen, Entbindungspfleger, Sozialpädagogen, Sozialarbeiter, Therapeuten, Diplom- und Master-Psychologen, Kinder- und Jugendlichen-Psychotherapeuten, klinisch tätige oder niedergelassene Ärztinnen und Ärzte der Gynäkologie, der Kinder- und Jugendmedizin einschließlich der Schwerpunktgebiete Neonatologie, Intensivmedizin, Neuropädiatrie, Entwicklungsneurologie und Sozialpädiatrie, der Kinder- und Jugendpsychiatrie, Psychotherapie und Psychosomatik, der Allgemeinmedizin und des öffentlichen Gesundheitsdienstes hinsichtlich der klinischen Auffälligkeiten einer FASD sensibilisiert und dazu ermutigt werden sollen, ihren Verdacht auszusprechen und die notwendige Diagnostik in die Wege zu leiten. Erst durch die Aufmerksamkeit und Kooperation aller Berufsgruppen des Helfersystems kann gewährleistet werden, dass Risikokinder einer adäquaten Diagnostik und Therapie zugeführt werden.

Die Diagnose FASD sollte bei größeren Kindern mithilfe einer Ärztin/eines Arztes und einer Psychologin/eines Psychologen gestellt werden. Bei Säuglingen und im Kleinkindalter steht die entwicklungsneurologische Beurteilung dagegen im Vordergrund. Eine multimodale und interdisziplinäre Abklärung des Kindes (wie dies beispielsweise in der Struktur eines Sozialpädiatrischen Zentrums möglich ist) ist bei Verdacht auf FASD zu empfehlen (Expertenkonsens).

Im Algorithmus (▶ Abb. 4.1) wird dargestellt, dass bei einer möglichen Diagnose FASD, die jeder Vertreter des Gesundheits- und Hilfesystems vermuten kann und sollte, das Kind zu einem FASD-erfahrenen Leistungserbringer überwiesen werden soll.

Die Leitliniengruppe verzichtet explizit darauf, diesen Leistungserbringer genauer zu definieren, da bisher keine Zertifizierung zum FASD-Spezialisten und nur wenige spezialisierte Anlaufstellen in Deutschland existieren. Die Leitliniengruppe fordert jedoch, dass der Leistungserbringer, der die Diagnose FASD endgültig stellt, über Erfahrung mit von FASD betroffenen Kindern und Jugendlichen verfügt.

Hinweise auf mögliche Anlaufstellen finden Sie unter www.ispz-hauner.de und www.fasd-deutschland.de.

Für Informationen bezüglich Fachtagungen, Fortbildungen, Familien-Freizeiten und für weiterführende Informationen zum Thema FASD sowie für den Erfahrungsaustausch betroffener Kinder und Familien empfiehlt die Leitliniengruppe, die Patientenvertretung FASD Deutschland e. V. zu kontaktieren (www.fasd-deutschland.de).

4.1.1 Wachstumsauffälligkeiten

Zur Erfüllung des Kriteriums »Wachstumsauffälligkeiten« soll mindestens eine der folgenden Auffälligkeiten, adaptiert an Gestationsalter, Alter, Geschlecht, dokumentiert zu einem beliebigen Zeitpunkt, zutreffen
(Empfehlungsgrad A, starker Konsens):

a. Geburts- oder Körpergewicht $\leq$ 10. Perzentile
b. Geburts- oder Körperlänge $\leq$ 10. Perzentile
c. Body Mass Index $\leq$ 10. Perzentile

Da Kinder mit FAS typischerweise Wachstumsauffälligkeiten aufzeigen (LoE 2c), das Messen der Körpermaße ein nicht-invasives Verfahren darstellt und keine Nebenwirkungen auf das Kind hat (Expertenkonsens), sollen das Körpergewicht und die Körperlänge bei Verdacht auf FAS immer erhoben werden (Empfehlungsgrad A, starker Konsens).

Die Ergebnisse der vorangegangenen Messungen sollen berücksichtigt und Wachstumskurven angelegt werden (Expertenkonsens).

Auffälligkeiten des Wachstums reichen als alleiniges diagnostisches Kriterium nicht für die Diagnose FAS aus (Expertenkonsens).

Wachstumsverzögerungen sind bei Kindern mit intrauteriner Alkoholexposition im Vergleich zu Kontroll-Kindern statistisch signifikant häufiger und durch Fall-Kontrollstudien als gut belegt anzusehen. Die Empfehlungen der Leitliniengruppe stützen sich vorwiegend auf die Studie von Klug et al. 2003 [29] und die Studie von Day et al. 2011 [30]. Klug et al. wiesen nach, dass Kinder mit FAS ein signifikant geringeres Geburtsgewicht und Körpergewicht sowie eine signifikant geringere Geburtslänge und Körperlänge aufweisen. Außerdem zeigte sich bei 22 % der Kinder mit FAS ein Body Mass Index < 3. Perzentile im Vergleich zu 3 % der Kinder ohne FAS. Die Studie weist einen guten Evidenzlevel von 2c auf. Die Studie von Day et al. 2011 [30] ergab, dass bei 14jährigen Kindern nach mütterlichem Alkoholkonsum im 1. und 2. Trimenon das Körpergewicht und bei Alkoholkonsum im 1. Trimenon die Körperlänge reduziert ist (LoE 2b).

Es sollte ausgeschlossen werden, dass die Wachstumsstörung allein durch andere Ursachen wie familiärer Kleinwuchs oder konstitutionelle Entwicklungsverzögerung, pränatale Mangelzustände, Skelettdysplasien, hormonelle Störungen, genetische Syndrome, chronische Erkrankungen, Malabsorption, Mangelernährung oder Vernachlässigung erklärt werden kann (Expertenkonsens).

Die Abklärung anderer Ursachen einer Wachstumsstörung (siehe Differentialdiagnosen 4.5) soll klinisch erfolgen. Erst bei klinischem Verdacht auf eine andere Ursache sollten weiterführende diagnostische Schritte wie die Bestimmung von Laborparametern oder die Durchführung bildgebender Verfahren vorgenommen werden (Expertenkonsens).

4.1.2 Faciale Auffälligkeiten

> Zur Erfüllung des Kriteriums »Faciale Auffälligkeiten« sollen alle drei facialen Anomalien vorhanden sein
> (Empfehlungsgrad A, starker Konsens):
> a. Kurze Lidspalten
>   ($\leq$ 3. Perzentile)
> b. Verstrichenes Philtrum
>   (Rang 4 oder 5 auf dem Lip-Philtrum-Guide. Astley et al. 2004)
> c. Schmale Oberlippe
>   (Rang 4 oder 5 auf dem Lip-Philtrum-Guide)

> Da das gemeinsame Auftreten der drei facialen Auffälligkeiten kurze Lidspalten, schmale Oberlippe und verstrichenes Philtrum typisch für das FAS ist (LoE 1b-), diese Auffälligkeiten anhand der Perzentilenkurven für Lidspalten sowie des Lip-Philtrum-Guide objektiv meßbar sind (LoE 1b-2b)
> und das Messen der facialen Merkmale ein nicht-invasives Verfahren darstellt und somit keine Nebenwirkungen für das Kind hat (Expertenkonsens), sollen die Lidspaltenlänge, das Philtrum und die Oberlippe bei Verdacht auf FAS mithilfe der Perzentilenkurven und des Lip-Philtrum-Guide beurteilt werden (Empfehlungsgrad A, starker Konsens).

Bereits Jones et al. 1976 [1] konstatierten, dass Kinder mit intrauteriner Alkoholexposition auffällige Merkmale des Gesichtes zeigen. Dies wurde durch eine Fall-Kontroll-Studie (LoE 4) von Clarren et al. 1987 bestätigt [32]. Die Festlegung einer für FAS spezifischen Kombination facialer Merkmale gelang Astley und Clarren 1995 (LoE 1b-) [23]. Ihre Studie ergab, dass unabhängig von Rasse und Geschlecht die am besten diskriminierenden Merkmale für FAS das hypoplastische Mittelgesicht, das verstrichene Philtrum und die dünne Oberlippe sind. Dieses faciale Screening hatte eine Sensitivität von 100 % und eine Spezifität von 89,4 %. Da sich das hypoplastische Mittelgesicht nur schwer objektiv messen lässt und es großen Einflüssen durch die Ethnizität der Kinder unterliegt, wurden stattdessen die kurzen Lidspalten als faciale Auffälligkeit gewählt. Dadurch ergaben sich für das Screening auf FAS mittels der Kombination der drei facialen Auffälligkeiten verstrichenes Philtrum, schmale Oberlippe und kurze Lidspalten eine sehr gute Sensitivität von 100 % und eine Spezifität von 87,2 %. In zwei Studien gewichteten Astley und Clarren 1995 [23] und 2002 [25] die drei facialen Parameter für FAS und errechneten daraus einen D-Score, erreichten dadurch jedoch keine besseren Validitätskriterien des Screenings. Auch das Screening von Gesichtsmerkmalen mittels 3D-Laserscanner (Moore et al. 2007 [34], Fang et al. 2008 [35]), bewirkte keine größere diagnostische Sicherheit für Kinder mit FAS.

Für die Messung der Oberlippe und des Philtrums entwickelten Astley und Clarren einen photographischen Lip-Philtrum-Guide (jeweils für die caucasische/weiße und afrikanische Ethnizität) mit fünf Fotos, die einer fünfstufigen Likert-Skala entsprechen. Anhand des Lip-Philtrum-Guide können sowohl Oberlippe als auch Philtrum des Kindes beurteilt und quantitativ eingeordnet werden (▶ Abb. 4.2). Dabei gelten Messungen mit vier und mit fünf von fünf Punkten auf der Skala als pathologisch hinsichtlich des Philtrums und der Oberlippe.

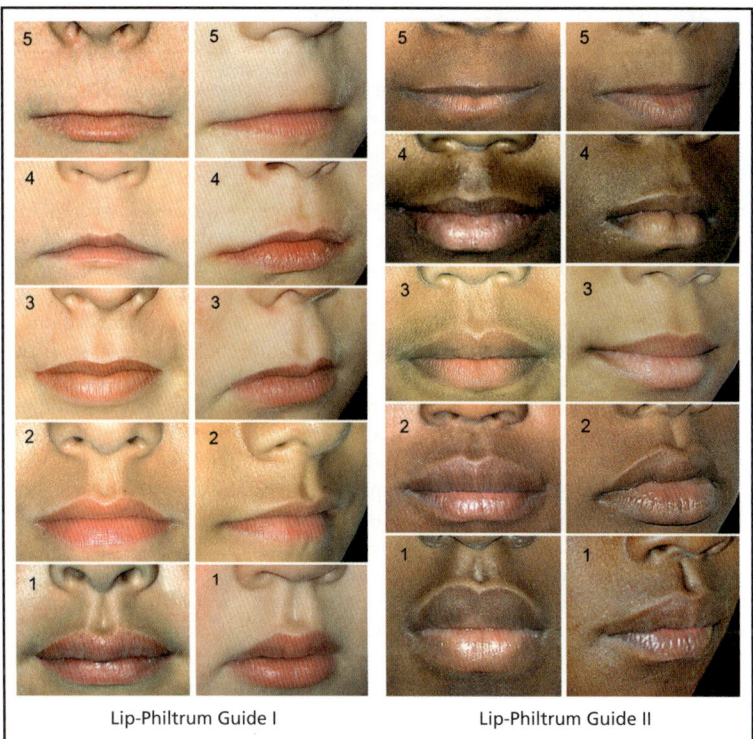

Lip-Philtrum Guide I   Lip-Philtrum Guide II

Abb. 4.2: Lip-Philtrum-Guide (© 2016, Susan Astley PhD, University of Washington)

Die Lidspaltenlänge kann mittels eines durchsichtigen Lineals direkt am Patienten oder auf einer Fotografie des Patienten mit Referenzmaßstab, z. B. 1 cm großer, auf die Stirn geklebter Punkt, gemessen werden (▶ Abb. 4.3). Die Auswertung der, anhand des aufgeklebten Referenzpunktes ermittelten, Lidspaltenlänge kann durch ein Computerprogramm von Astley (https://depts.¬washington.edu/fasdpn/htmls/face-software.htm) erfolgen. Dabei wird die Krümmung des Auges mit berücksichtigt, bei deren Vernachlässigung die

Lidspaltenlänge fälschlicherweise zu kurz beurteilt wird. Versuche, den Referenzpunkt direkt unter oder über das Auge zu kleben und damit die Krümmung des Auges durch den geklebten Punkt nachzuahmen, werden diskutiert.

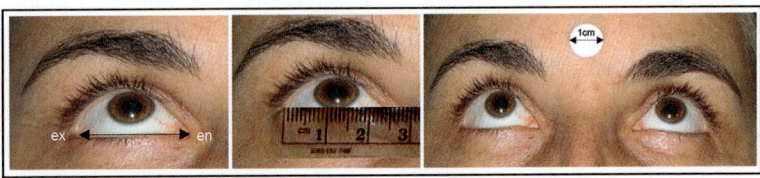

Abb. 4.3: Messung der Lidspaltenlänge vom inneren (en) zum äußeren Augenwinkel (ex) (© 2013 Dr. med. Dipl.-Psych. Mirjam N. Landgraf, Ludwig-Maximilians-Universität München)

Die gemessenen Werte können in eine Perzentilenkurve für die Lidspaltenlänge eingetragen werden. Es existieren eine Perzentilenkurve der Lidspaltenlänge von Thomas et al. (1987) für Kinder von 0 Jahren (auch bereits Frühgeborene ab 29 Schwangerschaftswochen) bis zum Alter von 14 Jahren und eine Normwertkurve mit Einzeichnung von einer und zwei Standardabweichungen von Hall et al. (1989) für Kinder von 0 bis 16 Jahren. Clarren et al. entwickelten 2010 [62] anhand einer kanadischen Normalpopulation (n=2097) eine aktuelle Lidspaltenlängen-Perzentilenkurve jeweils für Mädchen und Jungen von 6 bis 16 Jahren (LoE 2b). Astley et al. führten 2011 eine Validierungsstudie für die kanadischen Lidspalten-Perzentilenkurven in den USA durch [27] und kamen zu dem Ergebnis, dass die Lidspalten amerikanischer gesunder Kinder caucasischer und asiatischer Ethnizität (n=90) im Perzentilen-Durchschnitt und die Lidspaltenlänge amerikanischer Kinder mit FAS (n=22) mindestens zwei Standardabweichungen unter dem kanadischen Durchschnittswert liegen (LoE 2b-). Die kanadischen Perzentilenkurven für die Lidspaltenlänge sind demnach auch auf amerikanische Kinder übertragbar. Kinder afrikanischer Ethnizität können anhand der kanadischen Lidspaltenlängen-Perzentilen jedoch nicht beurteilt werden, da der Normwert der Lidspaltenlänge circa eine Standardabweichung größer ist als bei Kindern caucasischer und asiatischer Ethnizität. Die Perzentilenkurve von Hall et al. (1989) gibt laut der Studie von Astley et al. [27] als Normwerte zu lange Lidspalten für die jetzige Normalpopulation an.

Die Leitliniengruppe empfiehlt, zur Beurteilung der Lidspaltenlänge bei Kindern mit Verdacht auf FAS ab dem Alter von 6 Jahren die aktuellen Lidspalten-Perzentilenkurven von Clarren zu verwenden (▶ Abb. 4.4 und 4.5) (Expertenkonsens). Die Leitliniengruppe hat mittels Expertenkonsens (anhand einer Mail-Umfrage zum Addendum der S3-Leitlinie) im September 2013 konsentiert, dass in Deutschland für Kinder unter 6 Jahre die Perzentilenkurven von Strömland et al. eingesetzt werden sollten (▶ Abb. 4.6 und 4.7).

4.1 Konsentierte Kriterien und Empfehlungen für die Diagnostik

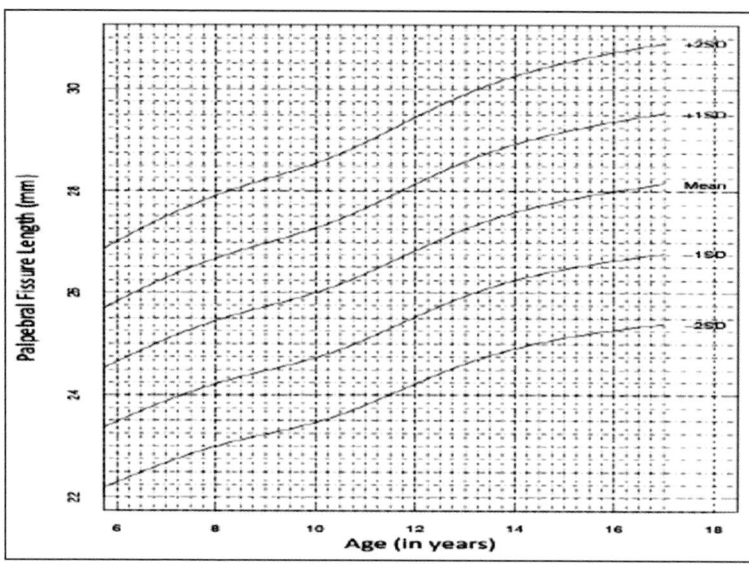

Abb. 4.4: Perzentilenkurven der Lidspaltenlänge für Mädchen von 6 bis 18 Jahren (© Sterling K. Clarren)

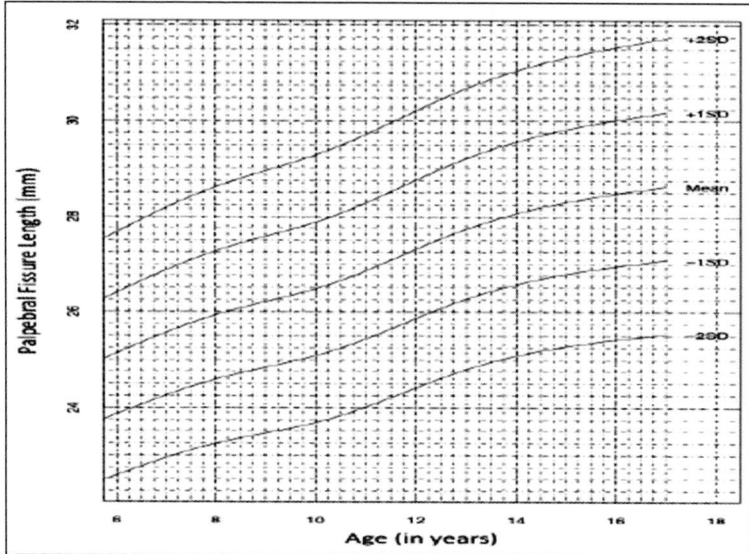

Abb. 4.5: Perzentilenkurven der Lidspaltenlänge für Jungen von 6 bis 18 Jahren (© Sterling K. Clarren)

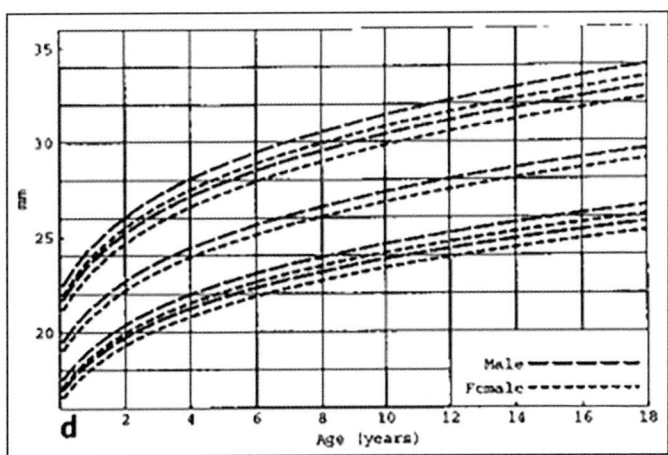

Abb. 4.6: Perzentilenkurven der linken Lidspaltenlänge für Mädchen und Jungen ab 0 Jahre (© Kerstin Strömland et al. Reference values of facial features in Scandinavian children measured with a rangecamera technique. Scand J Plast Reconstr Hand Surg 1999; 33: 59–65)

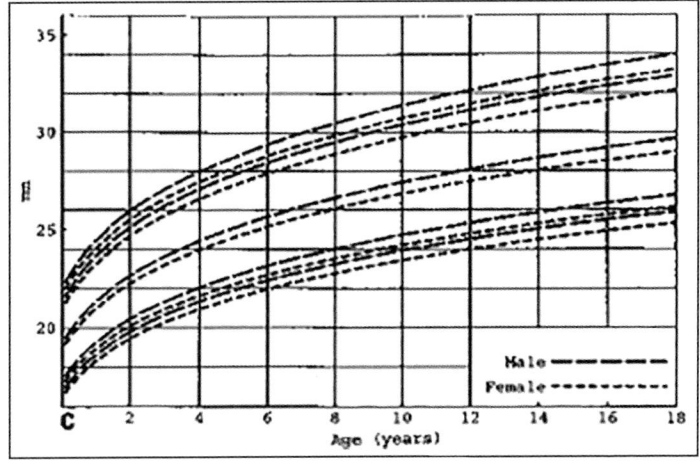

Abb. 4.7: Perzentilenkurven der rechten Lidspaltenlänge für Mädchen und Jungen ab 0 Jahre (© Kerstin Strömland et al. Reference values of facial features in Scandinavian children measured with a rangecamera technique. Scand J Plast Reconstr Hand Surg 1999; 33: 59–65)

Die Entwicklung einer aktuellen Lidspaltenlängen-Perzentilenkurve für Kinder im Alter von 0 bis 6 Jahren hält die Leitliniengruppe für dringend notwendig.

Die FASD-typischen facialen Auffälligkeiten werden bei vielen betroffenen Jugendlichen und jungen Erwachsenen mit dem Älterwerden weniger prominent und weniger eindeutig. Daher sollten bei der Diagnostik einer FASD im späteren Jugendalter auch Fotos vom Kleinkind- und Kindesalter des Jugendlichen mit in die Beurteilung einbezogen werden.

Das diagnostische Kriterium »Faciale Auffälligkeiten« für die Diagnose FAS ist auch erfüllt, wenn der Jugendliche nur in jüngerem Alter die drei facialen Auffälligkeiten kurze Lidspalten $\leq$ 3. Perzentile, schmale Oberlippe und verstrichenes Philtrum (jeweils Rang 4 oder 5 des Lip Philtrum Guide) aufgewiesen hat.

> Auffälligkeiten des Gesichts reichen als alleiniges diagnostisches Kriterium nicht für die Diagnose FAS aus. Daher soll die Diagnose FAS nicht alleine anhand der facialen Auffälligkeiten gestellt werden (Expertenkonsens).

Die facialen Auffälligkeiten präsentieren die einzige diagnostische Säule des FAS, die als Screeningverfahren getestet und validiert wurde (Astley et al. 2002 [25], LoE 1b-). Allerdings muss dabei berücksichtigt werden, dass die Evaluation der facialen Auffälligkeiten an Kindern mit FAS durchgeführt wurde, die ihre Diagnose unter anderem gerade wegen dieser facialen Auffälligkeiten bekommen hatten. Das bedeutet, dass bei den Studien kein unabhängiger Referenzstandard herangezogen werden konnte, da die facialen Kriterien bereits Teil der Diagnose FAS waren. Die Diagnose FAS soll daher nicht alleine anhand der facialen Auffälligkeiten gestellt werden.

4.1.3 ZNS-Auffälligkeiten

> *Zur Erfüllung des Kriteriums »ZNS-Auffälligkeiten« sollte mindestens eine der folgenden Auffälligkeiten zutreffen*
> *(Empfehlungsgrad B, Konsens):*
> 1. Funktionelle ZNS-Auffälligkeiten
> 2. Strukturelle ZNS-Auffälligkeiten

> Auffälligkeiten des ZNS reichen als alleiniges diagnostisches Kriterium nicht für die Diagnose FAS aus (Expertenkonsens).

Funktionelle ZNS-Auffälligkeiten

> *Zur Erfüllung des Kriteriums »Funktionelle ZNS-Auffälligkeiten« sollte mindestens eine der folgenden Auffälligkeiten zutreffen, die nicht adäquat für das Alter ist und nicht allein durch den familiären Hintergrund oder das soziale Umfeld erklärt werden kann*
> *(Empfehlungsgrad B, Konsens):*
> a. Globale Intelligenzminderung mindestens 2 Standardabweichungen unterhalb der Norm
>   oder
>   signifikante kombinierte Entwicklungsverzögerung bei Kindern unter 2 Jahren
> b. Leistung mindestens 2 Standardabweichungen unterhalb der Norm in mindestens 3 der folgenden Bereiche
>   oder
>   in mindestens 2 der folgenden Bereiche in Kombination mit Epilepsie:
>   - Sprache
>   - Feinmotorik
>   - Räumlich-visuelle Wahrnehmung oder räumlich-konstruktive Fähigkeiten
>   - Lern- oder Merkfähigkeit
>   - Exekutive Funktionen
>   - Rechenfertigkeiten
>   - Aufmerksamkeit
>   - Soziale Fertigkeiten oder Verhalten

Die Studien, die in den letzten zehn Jahren zu funktionellen ZNS-Auffälligkeiten bei Kindern mit FASD gefunden wurden, weisen insgesamt eine geringe methodische Qualität durch kleine Fallzahlen, fehlende Verblindung der Beurteiler, keine Anpassung bei multiplem Testen, keine Validierung am unabhängigen Kollektiv und mangelnde Berücksichtigung von Confoundern auf und

4.1 Konsentierte Kriterien und Empfehlungen für die Diagnostik

erhalten somit einen niedrigen Evidenzlevel von 3b bis 4. Eine Einteilung der ZNS-Auffälligkeiten nach Altersklassen der Kinder ist basierend auf der jetzigen Literaturlage nicht möglich, da der Alters-Range der Studien oft mehr als zehn Jahre betrug.

Eine globale Intelligenzminderung bei Kindern mit FAS wurde in den Studien von Mattson et al. (2010) [41], Astley et al. (2009) [39], Aragon et al. (2008) [38] gefunden.

Mattson et al. [41] bestimmten darüber hinaus zwei neuropsychologische Profile, die zwischen Kindern mit und ohne FAS besser diskriminierten als der Intelligenzquotient, allerdings mit einer relativ niedrigen Sensitivität von 78,8 % (LoE 4). Aragon et al. [38] fanden als beste neuropsychologische Diskriminatoren zwischen Kindern mit und ohne FAS die vom Lehrer bestimmte Störung der Aufmerksamkeit und die Hyperaktivität (Sensitivität 75 %). Allerdings wurde der IQ als Confounder nicht berücksichtigt, nicht zwischen FAS und FASD unterschieden und nur vier Kinder mit dem Vollbild FAS in die Studie eingeschlossen (LoE 4). Die Studie von Astley et al. (2009) [39] ergab statistisch signifikante Unterschiede hinsichtlich funktioneller ZNS-Auffälligkeiten bei Kindern mit FAS und gesunden Kindern, aber kein spezifisches Profil bei Kindern mit FAS.

Zusammenfassend kann bei methodischen Mängeln und fehlenden Validierungsstudien anhand der jetzigen Studienlage kein einheitliches neuropsychologisches Profil von Kindern und Jugendlichen mit FAS, pFAS und ARND bestimmt werden. Die funktionellen ZNS-Auffälligkeiten reichen somit auch nicht als alleiniges Kriterium zur Diagnose der FASD aus.

Studien zu Leistungen in neuropsychologischen Teilbereichen von Kindern mit FASD beinhalteten entweder ganze Testbatterien oder beschäftigten sich mit nur einem bestimmten Teilbereich.

In den Studien der letzten zehn Jahre wurden in folgenden Teilbereichen Beeinträchtigungen bei Kindern mit FAS (und pFAS sowie ARND) gefunden (▶ Anhang 4):

- Expressive Sprache, rezeptive Sprache, sprachliches Arbeitsgedächtnis oder sprachliches Lernen (Thorne et al. 2008 [55], LoE 4; Aragon et al. 2008 [38], LoE 4; Astley et al. 2009 [39], LoE 4; Vaurio et al. 2011 [42], LoE 4),
- Feinmotorik (Mattson et al. 2010 [41], LoE 4),
- Räumlich-visuelle Informationsverarbeitung, räumliches Denken, räumliches Lernen oder räumliches Gedächtnis (Mattson et al. 2010 [41], LoE 4; Pei et al. 2011 [61], LoE 4; Rasmussen et al. 2011, [54], LoE 4),
- Exekutive Funktionen (Mattson et al. 2010 [41], LoE 4; Astley et al. 2009 [39], LoE 4),
- Mathematik (Aragon et al. 2008 [38], LoE 4; Astley et al. 2009 [39], LoE 4; Vaurio et al. 2011 [42], LoE 4),
- Aufmerksamkeit vor allem Enkodieren und Wechsel von Aufmerksamkeit (Coles 2002, [50], LoE 3b; Aragon et al. 2008 [38], LoE 4; Astley et al. 2009 [39], Mattson et al. 2010 [41], LoE 4; LoE 4; Nash et al. 2006 + 2011 [47], LoE 2b-),

- Anpassungsfähigkeit, soziale Fertigkeiten oder soziale Kommunikation (Astley et al. 2009 [39], LoE 4),
- Verhalten (Astley et al. 2009 [39], LoE 4; Vaurio et al. 2011 [42], LoE 4; Nash et al. 2006 + 2011 [47], LoE 2b-; Fagerlund et al. 2011 [46], LoE 4).

Bemerkenswert ist, dass Nash et al. (2011) [47] eine Diskrimination von Kindern mit FASD (nur vier Kinder mit Vollbild FAS) und gesunden Kindern mithilfe der Child Behaviour Checklist (CBCL) mit einer hohen Sensitivität von 98 %, aber nur einer geringen Spezifität von 42 % erzielten. Die Diskrimination mittels CBCL zwischen Kindern mit FASD und ADHS gelang mit einer Sensitivität von 81 % und einer Spezifität von 72 %, die Unterscheidung zwischen Kindern mit FASD und Störung des Sozialverhaltens mit oppositionell-aufsässigem Verhalten mit einer Sensitivität von 89 % und einer ebenfalls geringen Spezifität von 52 %. Auch wenn die Validitätskriterien nicht optimal sind, erscheint es sinnvoll, sowohl zur primären Verhaltenseinschätzung als auch zur Differentialdiagnose bei Kindern mit Verdacht auf FASD die CBCL zu Hilfe zu nehmen. Zur Unterscheidung von Kindern mit FASD und Kindern mit ADHD sollten zusätzlich Beurteilungen der visuell-räumlichen Fähigkeiten, der Exekutivfunktionen und der Merkfähigkeit herangezogen werden [Studien 42-45].

Die von der Leitliniengruppe bestimmten Teilbereiche neuropsychologischer Funktionsstörungen basieren auf Studien mit geringer Fallzahl, sodass einzelne Zufallsergebnisse nicht ausgeschlossen werden können.

Problematisch ist darüber hinaus, dass die meisten Studien aus USA oder Kanada stammen und daher die darin evaluierten psychologischen Tests in Deutschland nicht erhältlich, nicht ins Deutsche übersetzt oder nicht an deutschen Populationen normiert und validiert sind.

Für die Teilbereiche funktioneller ZNS-Auffälligkeiten wurden für die Formulierung diagnostischer Kriterien für die FASD in Deutschland durch Fr. Dipl.-Psych. Penelope Thomas, Fr. Dipl.-Psych. Jessica Wagner und Fr. Dr. med. Dipl.-Psych. Mirjam Landgraf jeweils Oberbegriffe bestimmt und geeignete psychologische Testverfahren evaluiert.

> Wenn faciale Auffälligkeiten und Wachstumsauffälligkeiten, jedoch keine Mikrocephalie, vorhanden sind, soll eine psychologische Diagnostik zur Diagnose FAS eingesetzt werden (Expertenkonsens).

> Funktionelle ZNS-Auffälligkeiten sollen anhand standardisierter, gut normierter psychologischer Testverfahren und einer psychologischen oder ärztlichen Verhaltenseinschätzung des Kindes für die Diagnose FASD evaluiert werden (Expertenkonsens).
> Bei der psychologischen Diagnostik sollen vor allem die bei Kindern mit FASD typischerweise betroffenen Bereiche beurteilt werden (Expertenkonsens).
> Welche psychologischen Testverfahren eingesetzt werden sollen, kann aufgrund der inkonsistenten Literaturlage nicht abschließend geklärt werden.

> Zu den Teilbereichen werden von der Leitliniengruppe verschiedene psychologische Testverfahren für Kinder und Jugendliche vorgeschlagen und hinsichtlich ihrer Gütekriterien beschrieben (▶ Anhang 7).

Bei Beurteilung der funktionellen ZNS-Auffälligkeiten ist zu beachten, dass viele psychologische Testverfahren erst ab einem bestimmten Alter des Kindes einsetzbar sind. Daher ist bei der Diagnostik der FASD (FAS, pFAS und ARND) eine globale Entwicklungsverzögerung bis zum Alter von zwei Jahren gleichzusetzen mit einer Intelligenzminderung ab dem Alter von zwei Jahren. Das Kriterium »Funktionelle ZNS-Auffälligkeiten« für die Diagnose FASD ist demnach erfüllt, wenn bei Kindern bis zum Alter von zwei Jahren eine globale bzw. kombinierte Entwicklungsverzögerung oder wenn bei Kindern ab dem Alter von zwei Jahren eine Intelligenzminderung vorliegt.

Soweit möglich sollten standardisierte Entwicklungstests (z. B. Bayley Scales of Infant Development) auch bei sehr jungen Kindern eingesetzt werden. Die Leistungsminderung in Teilbereichen lässt sich im Säuglingsalter und teils auch im Kleinkindalter nur sehr schwer oder nicht evaluieren. In dieser Altersgruppe ist man bei der Einschätzung funktioneller ZNS-Auffälligkeiten und damit bei der Diagnose der FASD auf eine erfahrene entwicklungsneurologische Beurteilung angewiesen.

Der Cut-off der für die Diagnose FAS notwendigen Beeinträchtigung in mindestens drei Bereichen neuropsychologischer Funktionen wurde in einem Expertenkonsens festgelegt. Die Begründung dafür ist, dass die intrauterine Alkoholexposition das Gehirn des Kindes global oder multifokal schädigt und sich der alkoholtoxische Effekt nicht nur auf einen abgegrenzten Bereich des Gehirnes beschränkt.

Bell et al. zeigten in ihrer Studie 2010 [43], dass Kinder und Erwachsene mit FASD (n=425) in 11,8 % eine oder mehrere Episoden von Krampfanfällen und in 5,9 % eine Epilepsie aufweisen (LoE 2c). Auch wenn in dieser Studie keine Kontrollgruppe ohne intrauterine Alkoholexposition existierte, sind diese Prävalenzen für epileptische Anfallsgeschehen deutlich höher als in der deutschen Normalpopulation. In einem weiteren Expertenkonsens wurde daher bestimmt, dass nur mindestens zwei funktionelle ZNS-Bereiche zur Diagnose eines FAS betroffen sein müssen, wenn zusätzlich eine Epilepsie beim Kind vorliegt. Bei klinischem Verdacht auf epileptische Anfälle soll ein Elektroencephalogramm (EEG), eventuell mit Provokation (nach den Vorgaben der Deutschen Gesellschaft für Klinische Neurophysiologie und funktionelle Bildgebung DGKN und der Deutschen Gesellschaft für Epileptologie DGfE), durchgeführt werden.

Strukturelle ZNS-Auffälligkeiten

> Zur Erfüllung des Kriteriums »Strukturelle ZNS-Auffälligkeiten« sollte folgende Auffälligkeit, adaptiert an Gestationsalter, Alter, Geschlecht, dokumentiert zu einem beliebigen Zeitpunkt, zutreffen
> (Empfehlungsgrad B, starker Konsens):
> Mikrocephalie
> ($\leq$ 10. Perzentile / $\leq$ 3. Perzentile)

> Da das Messen des Kopfumfanges ein nicht-invasives Verfahren darstellt und keine Nebenwirkungen auf das Kind hat, soll der Kopfumfang bei Verdacht auf FASD immer erhoben werden.
> Die Ergebnisse der vorangegangenen Messungen sollen berücksichtigt und Kopfumfangskurven angelegt werden (Expertenkonsens).

Day et al. (2002) [30] zeigten in ihrer Studie (n=580), dass der Kopfumfang von Kindern, deren Mütter in der Schwangerschaft nicht aufhörten zu trinken, signifikant kleiner war als der Kopfumfang von Kindern ohne intrauterine Alkoholexposition (LoE 2b). Die absolute Differenz nach 14 Jahren betrug 6,6 mm. Als Confounder wurden mütterliche Größe, Rasse, Geschlecht, Nikotinkonsum, Krankenhausaufenthalte und Anzahl von Geschwistern genannt. Handmaker et al. (2006) [31] fanden in ihrer Studie mittels pränataler Sonographie der Feten keinen absolut kleineren Kopfumfang, aber einen geringeren Kopfumfang bezogen auf den Abdomenumfang bei Kindern von Müttern, die nach Erkennen der Schwangerschaft weiterhin Alkohol konsumierten im Gegensatz zu Kindern von Müttern, die ab diesem Zeitpunkt Alkohol-abstinent waren (LoE 2b).

Die Mikrocephalie ist nicht spezifisch für die Diagnose FASD.

Da der Kopfumfang in der kinderärztlichen Praxis jedoch routinemäßig erhoben wird, kein invasives Verfahren darstellt und keine Nebenwirkungen auf das Kind hat, soll der Kopfumfang bei Kindern mit Verdacht auf FASD immer gemessen werden und auf einer Perzentilenkurve für Mädchen oder Jungen aufgetragen werden (z. B. Kopfumfangsperzentilen von Voigt et al. 2006, Prader et al. 1982, Robert Koch-Institut 2011 etc.).

Welche Perzentile des Kopfumfangs als Cut-off für die Diagnose FAS (Vollbild) geeignet ist, kann anhand der aktuellen Literaturlage nicht geklärt werden. Ein Teil der Leitliniengruppe äußerte die Befürchtung, dass ein Cut-off an der 10. Perzentile dazu führen könnte, dass häufiger keine neuropsychologische Diagnostik bei Verdacht auf FAS durchgeführt werden würde. Die Leitliniengruppe war sich darin einig, dass die neuropsychologische Diagnostik jedoch unabdingbar für den Alltag des betroffenen Kindes und seiner Familie ist, da sich daraus spezifische, individuelle therapeutische Konsequenzen und Unterstützungsmaßnahmen ableiten. Ein anderer Teil der Leitliniengruppe propagierte einen Cut-off an der 10. Perzentile, da sich dadurch das Bewusstsein hinsichtlich FASD schärfen lasse und aktuell in Deutschland eher das Problem bestehe, dass zu wenige Kinder mit FAS auch tatsächlich die Diagnose FAS erhalten. In den bisherigen amerikanischen und kanadischen Leitlinien (siehe Punkt 1.2.2) werden unterschiedliche Cut-offs für das diagnostische Kriterium der Mikrocephalie gefordert. In der Konsensuskonferenz der deutschen Leitliniengruppe zum FAS (Vollbild) am 25.05.12 konnte über die Kopfumfangs-Perzentile, die als Cut-off für die Diagnose FAS gelten soll, kein Konsens erzielt werden.

> Es sollte ausgeschlossen werden, dass die Mikrocephalie alleine durch andere Ursachen wie eine familiäre Mikrocephalie, ein genetisches Syndrom, eine Stoffwechselerkrankung, eine pränatale Mangelversorgung, eine andere toxische Schädigung, eine Infektion, maternale Erkrankungen oder chronische Erkrankungen des Kindes bedingt ist (Expertenkonsens).

Andere Ursachen für eine Mikrocephalie sollen klinisch ausgeschlossen werden (siehe Differentialdiagnosen 4.5). Erst bei klinischem Verdacht auf eine andere Erkrankung, die mit der Mikrocephalie in Zusammenhang stehen könnte, sollte eine weiterführende Diagnostik mittels Laboruntersuchungen oder bildgebenden Verfahren angestrebt werden (Expertenkonsens).

> Wenn faciale Auffälligkeiten, Wachstumsauffälligkeiten und Mikrocephalie vorhanden sind, ist eine bildgebende Diagnostik zur Diagnose des FAS nicht erforderlich (Expertenkonsens). Spezifische Auffälligkeiten, durch Bildgebung ersichtlich, sind bisher bei Kindern mit FAS nicht bekannt (Expertenkonsens).

Hinsichtlich der strukturellen ZNS-Auffälligkeiten ist problematisch, dass lediglich Fall-Kontroll-Studien mit Fallzahlen unter 100 und fehlenden Validitätskriterien gefunden wurden. Studien von Archibald et al. (2001) [56], Sowell et al. (2001 und 2008) [59], Astley et al. (2009) [57], Bjorkqvist et al. (2010) [58], Yang et al. (2011) [60] wurden evaluiert, weisen jedoch alle einen geringen Evidenzlevel von 4 auf.

Strukturelle ZNS-Auffälligkeiten, die bei Kindern mit FAS anhand von bildgebenden Verfahren, vor allem Magnetresonanztomographie (MRT), gefunden wurden, beinhalten eine Volumenminderung der grauen und weißen Substanz des Cerebrums und Cerebellums, des Nucleus caudatus, des Putamens, des Gyrus cinguli, des Liquors und eine Verdickung des Cortex (siehe Evidenztabellen Anhang 3 des Leitlinienberichts: http://www.awmf.org/leitlinien/detail/ll/022-025.html). Der Hippocampus war in den Studien von Archibald et al. (2001) [56] und Geuze et al. (2005) [7] im Gegensatz zur Studie von Astley et al. (2009) [57] nicht volumengemindert. Die Evidenz zu überproportionalen relativen Volumenminderungen einzelner Großhirnregionen ist nicht eindeutig.

Die beschriebenen strukturellen ZNS-Auffälligkeiten treten häufig bei Kindern mit FAS auf, sind jedoch nicht spezifisch für das Krankheitsbild FAS. Aufgrund der schlechten Evidenzlage und der fehlenden Validitätskriterien der bisherigen Studien im Bereich der strukturellen ZNS-Auffälligkeiten hat sich die Leitliniengruppe entschieden, strukturelle ZNS-Auffälligkeiten, außer der Mikrocephalie, vorerst nicht als Kriterium für die Diagnose FAS bei Kindern und Jugendlichen gelten zu lassen.

4.1.4 Intrauterine Alkoholexposition

> Der Alkoholkonsum der leiblichen Mutter während der Schwangerschaft sollte bei der Diagnosestellung eines FAS evaluiert werden.
> Wenn Auffälligkeiten in den drei übrigen diagnostischen Säulen bestehen, soll die Diagnose eines Fetalen Alkoholsyndroms auch *ohne* Bestätigung eines mütterlichen Alkoholkonsums während der Schwangerschaft gestellt werden (Empfehlungsgrad A, Konsens).

Die Erfassung des Alkoholkonsums der Mutter während der Schwangerschaft ist besonders schwierig. Einerseits werden viele Mütter während der Schwangerschaft, häufig aus Angst vor Vertrauensverlust und Beziehungsabbruch, von den betreuenden Leistungserbringern nicht nach ihrem Alkoholkonsum gefragt, andererseits sind die Angaben der Mütter aufgrund sozialer Erwünschtheit oft unzutreffend. Da viele Kinder mit FASD in Adoptiv- und Pflegefamilien leben, ist die Anamnese über die leiblichen Eltern oft nur rudimentär.

Burd et al. [37] untersuchten 2010 in ihrer retrospektiven Kohortenstudie (LoE 3b) die Bedeutung der Bestätigung des mütterlichen Alkoholkonsums während der Schwangerschaft für die Sicherheit der Diagnose FAS. Wenn der Alkoholkonsum der Schwangeren nicht bestätigt werden konnte, zeigte sich eine höhere Sensitivität (89 % kein bestätigter versus 85 % bestätigter Alkoholkonsum) und eine niedrigere Spezifität (71,1 % versus 82,4 %) für die Diagnose FAS. Das bedeutet, dass mehr Kinder mit FAS auch tatsächlich die Diagnose FAS bekommen (Richtig-Positive), wenn der mütterliche Alkoholkonsum *nicht* bestätigt wird. Allerdings können bei nicht bestätigtem Alkoholkonsum der Mutter auch mehr Kinder, die kein FAS haben, die Diagnose FAS erhalten (Falsch-Positive). Da in Deutschland laut statistischen Erhebungen ein Großteil der Kinder mit FAS die Diagnose FAS nicht erhalten und die nicht an FAS erkrankten Kinder aufgrund ihrer Wachstumsauffälligkeiten und ZNS-Auffälligkeiten einen ebenso großen und individuellen Förderbedarf haben, wird die niedrigere Spezifität bei dem diagnostischen Kriterium »nicht bestätigte intrauterine Alkoholexposition« von der Leitliniengruppe in Kauf genommen.

4.2 Konsentierte Kriterien und Empfehlungen für die Diagnostik des partiellen Fetalen Alkoholsyndroms pFAS (partial fetal alcohol syndrome) bei Kindern und Jugendlichen

Zur übersichtlicheren Darstellung und damit besseren Anwendbarkeit in der praktischen Arbeit wurden die diagnostischen Kriterien für das partielle Fetale Alkoholsyndrom bei Kindern und Jugendlichen in einem Algorithmus zusammengefasst (▶ Abb. 4.8).

> *Zur Diagnose eines pFAS sollen alle Kriterien 1. bis 3. zutreffen*
> *(Konsens)*
>
> 1. Faciale Auffälligkeiten
> 2. ZNS-Auffälligkeiten
> 3. Bestätigte oder wahrscheinliche intrauterine Alkohol-Exposition

Im Vergleich zum Vollbild FAS wurde bei der Diagnose des pFAS der Empfehlungsgrad für das gemeinsame Auftreten der diagnostischen Säulen erhöht (von »sollten« beim FAS auf »sollen« beim pFAS), um Überdiagnosen zu vermeiden.

Aus dieser Empfehlung resultiert (wie beim FAS), dass das alleinige Auftreten von Auffälligkeiten in *einer* diagnostischen Säule für die Diagnose pFAS nicht ausreicht.

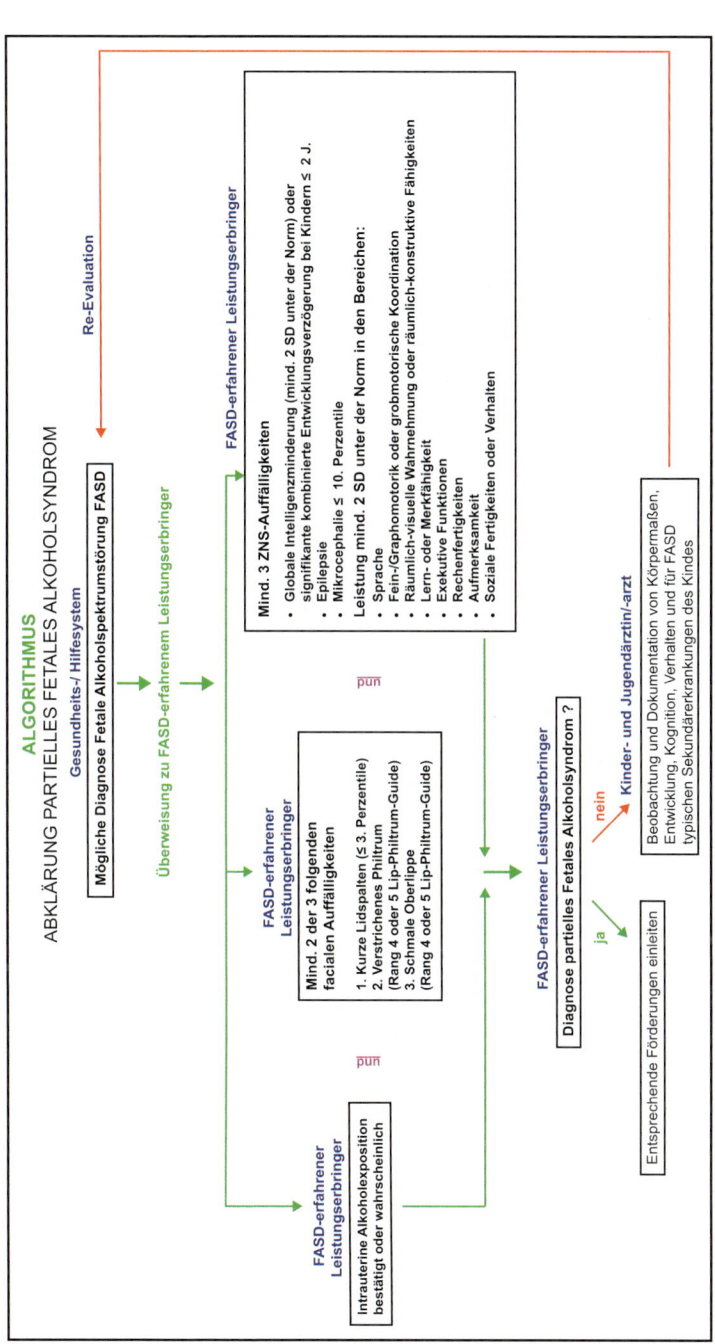

Abb. 4.8: Algorithmus zur Abklärung partielles Fetales Alkoholsyndrom pFAS

4.2.1 Faciale Auffälligkeiten

> Zur Erfüllung des Kriteriums »Faciale Auffälligkeiten« sollen mind. zwei der drei folgenden facialen Anomalien vorhanden sein (dokumentiert zu einem beliebigen Zeitpunkt) (starker Konsens):
> - Kurze Lidspalten ($\leq$ 3. Perzentile)
> - Verstrichenes Philtrum (Rang 4 oder 5 Lip-Philtrum Guide)
> - Schmale Oberlippe (Rang 4 oder 5 Lip-Philtrum Guide)

Die FASD-typischen facialen Auffälligkeiten werden bei vielen betroffenen Jugendlichen und jungen Erwachsenen mit dem Älterwerden weniger prominent und weniger eindeutig. Daher sollten bei der Diagnostik eines pFAS (ebenso wie beim FAS) im späteren Jugendalter auch Fotos vom Kleinkind- und Kindesalter des Jugendlichen mit in die Beurteilung einbezogen werden. Das diagnostische Kriterium »Faciale Auffälligkeiten« für die Diagnose pFAS ist auch erfüllt, wenn der Jugendliche nur in jüngerem Alter zwei der drei facialen Auffälligkeiten kurze Lidspalten $\leq$ 3. Perzentile, schmale Oberlippe und verstrichenes Philtrum (jeweils Rang 4 oder 5 des Lip Philtrum Guide) aufgewiesen hat.

Die facialen Auffälligkeiten sollen, genauso wie beim FAS, anhand der vorhandenen Perzentilenkurven und mithilfe des Lip-Philtrum-Guides quantitativ eingeordnet werden (▶ Kap. 4.1).

Aktuelle Studien von Kalberg WO et al. (2013) [8], Suttie M et al. (2013) [38], Lebel C et al. (2012) [40], Kuehn D et al. (2012) [49], Feldman HS et al. (2012) [55], Yang Y et al. (2012) [56] stützen die Evidenz, dass bei Kindern und Jugendlichen mit FASD (insbesondere mit FAS und pFAS) typischerweise die genannten facialen Auffälligkeiten auftreten.

In der systematischen Literaturrecherche wurde eine Studie gefunden, die Augenfehlbildungen bei Kindern mit FASD beschreibt (Gummel K et al. 2013 [32]). Da es sich um verschiedenste Fehlbildungen handelt und die Fallzahl mit n=50 dafür sehr klein ist, werden Augenfehlbildungen von der Leitliniengruppe nicht als diagnostisches Kriterium für FASD gewertet.

4.2.2 ZNS-Auffälligkeiten

> *Zur Erfüllung des Kriteriums »ZNS-Auffälligkeiten« sollen mind. drei der folgenden Auffälligkeiten zutreffen, die nicht adäquat für das Alter sind und nicht allein durch den familiären Hintergrund oder das soziale Umfeld erklärt werden können*
> *(starker Konsens):*
>
> - Globale Intelligenzminderung (mind. 2 SD unter der Norm) oder signifikante kombinierte Entwicklungsverzögerung bei Kindern $\leq$ 2 Jahren
> - Epilepsie
> - Mikrocephalie $\leq$ 10. Perzentile
>
> Leistung mind. 2 SD unter der Norm in den Bereichen:
>
> - Sprache
> - Fein-/Graphomotorik oder grobmotorische Koordination
> - Räumlich-visuelle Wahrnehmung oder räumlich-konstruktive Fähigkeiten
> - Lern- oder Merkfähigkeit
> - Exekutive Funktionen
> - Rechenfertigkeiten
> - Aufmerksamkeit
> - Soziale Fertigkeiten oder Verhalten

Beim pFAS wird von der Leitliniengruppe immer das gemeinsame Auftreten von mindestens drei ZNS-Auffälligkeiten gefordert.

Dies steht im Gegensatz zur diagnostischen Empfehlung beim FAS, bei dem das alleinige Auftreten einer Intelligenzminderung bzw. globalen Entwicklungsverzögerung oder einer Mikrocephalie ausreicht, um die Diagnose zu stellen.

Grund für diese strengeren ZNS-Kriterien beim pFAS ist die reduzierte Spezifität in der diagnostischen Säule der facialen Auffälligkeiten. Durch die strengeren ZNS-Kriterien bei der Diagnose des pFAS wird versucht, die Spezifität ausgleichend zu erhöhen und damit Überdiagnosen zu vermeiden.

Die folgenden Studien zu strukturellen und funktionellen ZNS-Auffälligkeiten untersuchten meist Kinder/Jugendliche mit allen FASD, unterschieden somit nicht zwischen FAS, pFAS, ARND oder ARBD.

In der Literatur der letzten Jahre wurden viele Studien zu strukturellen ZNS-Auffälligkeiten bei Kindern und Jugendlichen mit FASD durchgeführt. Diese ergaben sowohl eine globale Reduktion des Gehirnvolumens als auch eine Reduktion spezifischer Gehirnregionen. Diese Regionen sind exemplarisch im Folgenden aufgeführt:

- parietaler, temporaler und frontaler Hirnlappen (Lebel, Rousette, & Sowell 2011; Sowell et al. 2002; Spadoni, McGee, Fryer, & Riley 2007),

- Nucleus caudatus (Cortese et al. 2006),
- Cerebellum (Sowell et al. 1996),
- Corpus callosum (Autti-Ramo et al. 2002; Riley et al. 1995),
- Hippocampus (Coles et al. 2011; Willoughby, Sheard, Nash, & Rovet 2008),
- Corticale and subcorticale graue Substanz (Astley, Aylward, et al. 2009; Nardelli, Lebel, Rasmussen, Andrew, & Beaulieu 2011),
- Abnormalitäten in der corticalen Morphologie (Sowell et al. 2008; Yang et al. 2012; Zhou et al. 2011),
- Irregularitäten in der weißen Substanz (Lebel et al. 2008; Wozniak et al. 2009).

In der Zusammenschau der Studien ergibt sich kein spezifisches Muster an strukturellen Gehirnanomalien, die Studien weisen teils geringe Fallzahlen auf und widersprechen sich teilweise. Aufgrund der daraus resultierenden schwachen Evidenz der Literatur, wurden strukturelle ZNS-Auffälligkeiten (bis auf die Mikrocephalie) von der Leitliniengruppe nicht als Kriterien zur Diagnose von FASD (FAS, pFAS, ARND) bei Kindern/Jugendlichen bestimmt.

Evidenz für das Vorliegen einer Mikrocephalie bei Kindern/Jugendlichen mit FASD ergaben Studien von May PA et al. (2014) [5], Kalberg WO et al. (2013) [8], Suttie M et al. (2013) [38], Carter RC et al. (2013) [43], Carter RC et al. (2012) [47], Feldman HS et al. (2012) [55] und Yang Y et al. (2012) [56].

Da durch das geforderte gemeinsame Vorliegen von mindestens drei ZNS-Auffälligkeiten (unabhängig ob strukturell oder funktionell) beim pFAS, im Gegensatz zum FAS (alleiniges Auftreten einer Mikrocephalie oder Intelligenzminderung oder drei ZNS-Funktionsbeeinträchtigungen), insgesamt strengere ZNS-Kriterien beim pFAS als beim FAS verlangt werden, wurde von der Leitliniengruppe der Cut-off für den Kopfumfang auf die 10. Perzentile festgelegt (beim FAS 3. oder 10. Perzentile). Beim pFAS reicht demnach nicht das alleinige Auftreten einer Mikrocephalie zur Diagnose aus, sondern erst das gemeinsame Auftreten von Mikrocephalie und zwei funktionellen ZNS-Auffälligkeiten.

Die systematische Literaturrecherche 2015, in Ergänzung zur vorher durchgeführten Literaturrecherche und Evidenzbewertung, ergab folgende Ergebnisse zu den ZNS-Teilbereichen bei Kindern und Jugendlichen mit FASD (▶ Literaturliste Anhang 6):

Beeinträchtigungen der Kognition bzw. des Intelligenzquotienten bei Kindern/Jugendlichen mit FASD wurden durch Studien von May PA et al. (2014) [5] (Verbaler IQ), Kalberg WO et al. (2013) [8], Dudek J et al. (2014) [18], Suttie M et al. (2013) [38], Lebel C et al. (2012) (IQ) [40], Norman AL et al. (2013) (IQ) [42], Kuehn D et al. (2012) [49], Alex K et al. (2012) [53] und Yang Y et al. (2012) [56] (IQ) bestätigt.

Im Bereich der Sprachentwicklungsdefizite bei Kindern mit FASD berichten Nash K et al. (2013) [37] von Beeinträchtigungen in der Sprachfunktion und im verbalen Denken, Quattlebaum JL et al. (2013) [46] von Störungen der linguistischen Abstraktion und Kuehn D et al. (2012) [49] von einer Sprachverzögerung.

Ein systematischer Review in Form einer Meta-Analyse von Lucas BR et al. 2014 [11] zeigte eine Assoziation zwischen der Diagnose FASD und Beeinträchtigungen in der Körpermotorik in Form von Schwierigkeiten im Gleichgewicht, in der Koordination und in den Ballfertigkeiten (OR: 3.0; 95 % CI: 2.0–4.4). Daher wurde von der Leitliniengruppe, zusätzlich zu der ebenfalls durch Literatur belegten Störung der Fein- und Graphomotorik, die Beeinträchtigung der grobmotorischen Koordination als diagnostisches Kriterium für FASD bei Kindern und Jugendlichen hinzugefügt. Dabei ist zu beachten, dass Fein- und Grobmotorik in einem diagnostischen Kriterium zusammengefasst sind, also nicht als zwei betroffene ZNS-Bereiche gelten.

Beeinträchtigungen der räumlich-visuellen Wahrnehmung und der räumlich-konstruktiven Fähigkeiten bei Kindern/Jugendlichen mit FASD wurden in ihrer Evidenz durch Studien von Kalberg WO et al. (2013) [8] (visuomotorische Integration), Paolozza A et al. (2014) [20] (visuell-räumliche Fertigkeiten), Duval-White CJ et al. (2013) [27] (visuo-motorische Genauigkeit), Williams L et al. (2013) [28] (visuell-räumliche Fertigkeiten), Paolozza A et al. (2013) [34] (senso-motorische Integration), Mattson SN et al. (2013) [44] (räumliches Arbeitsgedächtnis) und Malisza KL et al. (2012) [45] (räumliches Arbeitsgedächtnis) gestützt. Überschneidungen zwischen diesen Beeinträchtigungen und den Schwierigkeiten in den motorischen Fertigkeiten und im räumlichen Gedächtnis sind dabei anzunehmen.

Defizite im Bereich der Lern- und Merkfähigkeit bei Kindern/Jugendlichen mit FASD wurden in den Studien von Lewis CE et al. (2015) [2] (Enkodieren/gesamtes Lernen), May PA et al. (2014) [5] (Arbeitsgedächtnis), Kalberg WO et al. (2013) [8] (Langzeit-, Kurzzeit- und Arbeitsgedächtnis), Hemington KS et al. (2014) [13] (Arbeitsgedächtnis), Dudek J et al. (2014) [18] (Lernen, Gedächtnis), Paolozza A et al. (2014) [20] (visuelles Arbeitsgedächtnis), Paolozza A et al. (2013) [34] (visuelles Arbeitsgedächtnis), Nash K et al. (2013) [37] (alle Gedächtnisfunktionen), Mattson SN et al. (2013) [44] (räumliches Arbeitsgedächtnis), Malisza KL et al. (2012) [45] (räumliches Arbeitsgedächtnis) und Quattlebaum JL et al. (2013) [46] (Arbeits-, visuellräumliches Gedächtnis) beschrieben.

Evidenz hinsichtlich Einschränkungen in den Exekutivfunktionen ergaben die Studien von May PA et al. (2014) [5], Kalberg WO et al. (2013) [8], Stevens SA et al. (2013) [36], Mattson SN et al. (2013) [44], Quattlebaum JL et al. (2013) [46] und Ware AL et al. (2012) [51]. Dabei treten Überschneidungen mit den kognitiven Fähigkeiten auf.

Eine Störung der Rechenfertigkeiten beschreiben Nash K et al. (2013) [37].

Schwierigkeiten in der Aufmerksamkeitsfokussierung, im Aufmerksamkeits-Shifting und in der Inhibition sowie Hyperaktivität bei Kindern/Jugendlichen mit FASD zeigen Studien von Han JY et al (2015) [4], Lane KA et al. (2014) [15], Glass L et al. (2014) [17], Paolozza A et al. (2014) [23], Stevens SA et al. (2013) [36], O'Brien JW et al. (2013) [41], Kuehn D et al. (2012) [49] und Alex K et al. (2012) [53].

Beeinträchtigungen in den sozialen Fertigkeiten und Verhaltensstörungen bei Kindern/Jugendlichen mit FASD ergaben Studien von May PA et al. (2014) [5], Ware AL et al. (2014) [14], Pearton JL et al. (2014) [16], Stevens SA et al. (2013) [36], Quattlebaum JL et al. (2013) [46], Ware AL et al. (2012) [51], Alex K et al. (2012) [53], Fagerlund Å et al. (2012) [54] und Fagerlund Å et al. (2011) [58]. Dieser

Bereich beinhaltet Auffälligkeiten im adaptiven Verhalten (teils definiert als Beeinträchtigungen in der Kommunikation, in den Alltagsfertigkeiten und in der Sozialisation), im Spielverhalten, in den emotionalen Funktionen und in der sozialen Kognition sowie externalisierende und internalisierende Verhaltensstörungen.

Die systematische Literaturrecherche ergab eine Studie über Auffälligkeiten in den sensorischen Funktionen (sensory profile und sensory processing, Hansen KD et al. (2013) [31]). Da diese Auffälligkeiten jedoch nur mithilfe von Fragebögen eruiert wurden und die Fallzahl mit n=11 sehr klein ist, werden Beeinträchtigungen in den sensorischen Funktionen nicht als diagnostisches Kriterium für FASD herangezogen.

Chen ML et al. (2012) [48] beschrieben in ihrer Studie eine milde Störung der Atmung während des Schlafes und einen fragmentierten Schlaf bei 33 Kindern mit FASD. Da die Fallzahl gering, eine Polysomnographie nicht überall verfügbar und sehr aufwendig ist, werden Schlafstörungen nicht zu den diagnostischen Kriterien bei Kindern mit FASD gezählt.

Auffälligkeiten des familiären Hintergrundes und des psychosozialen Umfeldes des Kindes können sowohl Risikofaktoren für mütterlichen Alkoholkonsum in der Schwangerschaft darstellen (z. B. psychiatrische Erkrankung der Mutter oder Alkoholkonsum des Vaters) als auch Hinweise auf Differentialdiagnosen zu den FASD geben (z. B. psychosozialer Kleinwuchs oder genetische Erkrankung).

Um gleichzeitig eine hohe Sensitivität (richtiges Erkennen von FASD) als auch eine hohe Spezifität (Vermeidung von Überdiagnosen) zu erlangen, ist eine Beurteilung durch einen erfahrenen Untersucher zu empfehlen (Expertenkonsens).

Die Expertengruppe verzichtet explizit auf einen Fragenkatalog zum familiären Hintergrund und sozialen Umfeld aus zwei Gründen:

1. Es gibt aktuell kein validiertes Instrument.
2. Ein Fragenkatalog würde die Gefahr mit sich bringen, ein ausführliches, individualisiertes, vertrauliches Setting unzureichend ersetzen zu wollen.

Die Expertengruppe verweist auf die oben geschilderten Risikofaktoren für mütterlichen Alkoholkonsum und für die Entwicklung einer FASD (▶ Kap. 3.2 und 3.3) sowie auf die genannten differentialdiagnostischen Überlegungen (▶ Kap. 4.5), die in der Anamnese abgefragt werden sollen.

4.2.3 Intrauterine Alkoholexposition

> Falls faciale und ZNS-Auffälligkeiten vorhanden sind, sollte die Diagnose eines pFAS bei *bestätigtem oder wahrscheinlichem mütterlichem Alkoholkonsum während der Schwangerschaft* gestellt werden (Konsens).

> Die Leitliniengruppe definiert »wahrscheinlichen mütterlichen Alkoholkonsum während der Schwangerschaft« als mündliche oder schriftliche Angabe im Rahmen der Fremdanamnese (Expertenkonsens).

> Personen, die im beruflich-unterstützenden und privaten Umfeld verlässliche Auskunft über den mütterlichen Alkoholkonsum in der Schwangerschaft geben können, sollten im Rahmen der Fremdanamnese befragt werden.
> Dabei sollen rechtliche Rahmenbedingungen für die Informationseinholung und -weitergabe berücksichtigt werden (Expertenkonsens).

Personen des privaten Umfeldes (unter Berücksichtigung möglicher familiärer Konflikte) *können* z. B. sein (kein eindeutiger Konsens):

- Vater,
- während der Schwangerschaft mit der Mutter zusammenlebende/r Partner oder Partnerin,
- andere Verwandte des Kindes,
- andere Bezugspersonen, die in engem Kontakt zur Mutter stehen.
- Personen des beruflich-unterstützenden Umfeldes *können* z. B. sein (Konsens):
- Hebammen,
- betreuende Ärztinnen/Ärzte,
- Fachkräfte der freien und öffentlichen Träger der Jugendhilfe (Jugendamtsbetreuer, sozialpädagogische Familienhilfe etc.).

Bei der Anamnese hinsichtlich des mütterlichen Alkoholkonsums während der Schwangerschaft *sollte* versucht werden, ein informiertes Einverständnis der biologischen Mutter einzuholen (Expertenkonsens).

Falls dies nicht möglich ist, sollten folgende rechtliche Überlegungen berücksichtigt werden, die in Form von Fragen der Leitliniengruppe und Antworten der an der Leitlinienentwicklung beteiligten Juristin Fr. Schindler präsentiert werden (Konsens):

1. Ist ein informiertes Einverständnis der biologischen Mutter in eine Datenerhebung zu ihrem Alkoholkonsum in der Schwangerschaft tatsächlich immer notwendig (häufig schwierig, da Adoptivkinder ohne Anamnese-Möglichkeit der Mutter oder in Frage zu stellende Angaben der biologischen Mütter aufgrund von sozialer Erwünschtheit oder Recall Bias)?

Mit dem Recht des Sozialdatenschutzes wird das sog. informationelle Selbstbestimmungsrecht von Menschen geschützt, die in Kontakt mit Trägern von Sozialleistungen kommen. Träger von Sozialleistungen sind unmittelbar an die Regelungen des Sozialdatenschutzes (SGB X) gebunden. Für Ärzte, Angehörige anderer Heilberufe und Sozialarbeiter gilt hingegen die Berufsgeheimnispflicht aus § 203 StGB.

In dieser Konstellation sind nur Mitarbeiter einer Behörde schon bei der Erhebung von Sozialdaten gebunden. So sind sie zur Datenerhebung nur berechtigt, wenn ihre Aufgabe dies erfordert. Dabei gilt der Grundsatz der Datenerhebung beim »Betroffenen«. Grundsätzlich ist also ausschließlich die Mutter zu ihrem Alkoholkonsum zu befragen. Die Datenerhebung bei »Dritten« ist hingegen nur unter sehr eingeschränkten Voraussetzungen zulässig, zu denen insbesondere eine Kindeswohlgefährdung gehört, die anders (als mit der Erhebung von Daten bei Dritten) nicht abgewendet werden kann.

Für die Praxis ist relevant, dass auch das Recht einer Behörde, Fragen zu stellen, nicht zur Befugnis führt, diese auch zu beantworten. Maßgeblich ist in diesen Fällen vor allem die rechtmäßige Datenübermittlung.

Eine Auskunft erteilende Person muss also wissen, ob sie der Schweigepflicht unterliegt, ob sie davon befreit ist oder ob sie ggf. eine Rechtsbefugnis hat, trotz Schweigepflicht Auskunft zu geben.

Werden Privatpersonen befragt, so geben sie nach eigenem Gewissen Auskunft. Schweigepflichten sind hier nicht zu diskutieren. Wenn jemand eine Unwahrheit berichtet, ist die davon betroffene Person ggf. über das Strafrecht geschützt. Sie könnte hier wegen Verleumdung oder übler Nachrede Strafanzeige stellen.

Werden Professionelle befragt, so haben diese sich die Frage zu stellen, ob sie und welcher Art von Schweigepflicht sie unterliegen. Ärztinnen und Ärzte, Hebammen/Entbindungspfleger und Angehörige anderer Heilberufe, für deren Berufsausübung oder Führung der Berufsbezeichnung eine staatlich geregelte Ausbildung erforderlich ist, sowie Berufspsychologen mit staatlich anerkannter wissenschaftlicher Abschlussprüfung sind wie staatlich anerkannte Sozialarbeiter oder Berater für Suchtfragen in einer staatlich anerkannten Beratungsstelle Berufsgeheimnisträger und über § 203 StGB strafrechtlich gebunden. Sie müssen also prüfen, ob sie im Einzelfall von ihrer Schweigepflicht entbunden werden, ehe sie Auskunft geben. Diese Entbindung kann – da es sich um ein personenbezogenes Recht handelt – nur von dem Patienten (Klienten) erteilt werden. Ist dies die Mutter, so kann ausschließlich sie von der Schweigepflicht entbinden, nicht jedoch ihr Mann bzw. der Vater des Kindes. War jedoch der Vater des Kindes bspw. in therapeutischer Behandlung und hat dort vom Alkoholkonsum seiner Frau (der Mutter des Kindes) berichtet, so handelt es sich um sein Vertrauensverhältnis und er kann den Therapeuten von seiner Schweigepflicht ihm gegenüber entbinden. Es ist dann nur daran zu denken, dass es weiterhin mittelbare Informationen sind.

Wird eine Entbindung von der Schweigepflicht nicht erteilt, ist zu prüfen, ob eine rechtliche Befugnis zur Weitergabe der Daten besteht. Eine Befugnis könnte insbesondere dann greifen, wenn eine Kindeswohlgefährdung besteht oder droht und eine Übermittlung von Daten diese abwenden kann (§ 4 KKG). Das ist in jedem Einzelfall vom Arzt zu entscheiden. Dieser kann sich in Bezug auf die Frage, ob die Unmöglichkeit oder erhebliche Schwierigkeit, eine Diagnose zu einer Alkoholschädigung zu stellen, eine Kindeswohlgefährdung darstellt, von einer Fachkraft beraten lassen (§ 4 Abs. 2 KKG). Auf diese Beratungsleistung besteht ein Anspruch gegenüber dem Träger der öffentlichen Jugendhilfe.

Sollen Mitarbeiter des Jugendamtes Auskünfte erteilen, gilt, dass sie nur in Hinblick auf sog. »anvertraute« Daten nach § 65 SGB VIII einem besonderen Vertrauensschutz unterliegen. Wenn sie die Information als »Geheimnis« von der Mutter erlangt haben, unterliegen sie ebenfalls einer Schweigepflicht, die sie nur mit Einwilligung oder der vorab geschilderten Befugnis aufgrund Kindeswohlgefährdung umgehen können. Wenn die Tatsache des Alkoholkonsums jedoch bspw. in Hilfeplangesprächen offen thematisiert wurde, darf die Information zum Zweck der Hilfegewährung weitergegeben werden. Wurde also der Alkoholkonsum der Mutter während der Schwangerschaft in der Hilfeplanung erörtert, so darf diese Information insbesondere dem Träger, der die Hilfe für das Kind erbringt, mitgeteilt werden.

2. Wenn die biologische Mutter nicht verfügbar ist (z. B. bei einem Adoptivkind aus dem Ausland oder aber bei einer Obdachlosen, die nicht gemeldet ist), darf dann der jetzige Sorgeberechtigte (Jugendamt, Pflege-, Adoptiveltern) das informierte Einverständnis geben, dass andere Personen, die in engem Kontakt mit der Mutter während der Schwangerschaft standen, befragt werden?

Bei der Befragung ist – wie bereits unter Frage 1 erläutert – zunächst zu prüfen, wer Auskünfte einholen will. Privatpersonen stehen hier unter keiner speziellen rechtlichen Bindung und sind am Fragen nicht gehindert. Mitarbeiter von Sozialbehörden dürfen in dieser Konstellation bei Dritten hingegen nur Auskünfte einholen, wenn nur so eine Kindeswohlgefährdung abgewendet werden kann. Die Notwendigkeit einer verlässlichen Diagnose für ein geschädigtes Kind kann eine entsprechende Befugnis verleihen. Die Befragung von Personen ist hingegen nicht von einer Einwilligung der Betroffenen abhängig.

Wichtig ist auch hier die Erkenntnis, dass das Recht zur Befragung nicht zugleich die Pflicht oder auch nur Befugnis zur Antwort umfasst.

Wenn eine Schweigepflicht oder Vertrauensschutz nach § 65 SGB VIII besteht, kann eine Entbindung von dieser Pflicht nur durch die betroffene Person höchstpersönlich erfolgen. Ein Ersetzen der Entbindung von der Schweigepflicht ist nicht möglich. Folglich kann wiederum nur eine gesetzliche Befugnis (§ 4 KKG oder § 65 SGB VIII) greifen, wenn die Entbindung nicht von der berechtigten Person erteilt wird.

Auch wenn die fragende Person sich zu Recht auf eine bestehende oder drohende Kindeswohlgefährdung beruft, so muss diese Wertung keinesfalls von der Auskunft erteilenden Person übernommen werden. Diese muss vielmehr anhand ihrer eigenen konkreten Erkenntnisse von der Situation (und ggf. mit Beratung) beurteilen, ob eine Kindeswohlgefährdung besteht oder droht, die sie zur Auskunft berechtigt.

3. Ist eine Abweichung vom informierten Einverständnis der biologischen Mutter im Rahmen des Kinderschutzgesetzes möglich? Eine Begründung hinsichtlich Kindeswohlgefährdung könnte sein: »*Die Ablehnung der Mutter, weitere Informationen anzugeben bzw. eine Informationseinholung bei auskunftsfähigen Personen hinsichtlich des mütterlichen Alkoholkonsums in der Schwangerschaft zu erlauben, führt dazu, dass das Kind nicht die richtige Diagnose bekommt und daher (durch Studien belegt) ein schlechteres Langzeit-Outcome hinsichtlich Beruf und Selbständigkeit sowie ein höheres Risiko für Komorbiditäten und/oder Sekundärerkrankungen wie eigene Suchterkrankungen und psychiatrische Erkrankungen hat*«.

Die rechtliche Definition einer Kindeswohlgefährdung ist, dass bei ungehindertem Geschehensablauf ein Kind Schaden an Körper, Geist und/oder Seele nimmt (§ 1666 BGB). Besonders wichtig ist hier also die Prognose der weiteren Entwicklung des Kindes. Wenn eine weitere Schädigung vom Kind abgewendet werden kann, wenn es geeignete therapeutische und pädagogische Versorgung/Behandlung erhält, diese ihm aber nur zuteilwird, wenn eine belastbare Diagnose vorliegt und diese wiederum ohne Kenntnis über den Alkoholkonsum der Mutter nicht verlässlich gestellt werden kann, dann liegen gewichtige Gründe vor, eine Kindeswohlgefährdung anzunehmen. Der Blick in die einschlägige Rechtsprechung zeigt, dass der Begriff der Kindeswohlgefährdung mindestens »vielschichtig« ist und die Kindeswohlgefährdung selten mit absoluter Eindeutigkeit bejaht werden kann. Eine gewisse rechtliche Sicherheit bietet in dieser Situation für Berufsgeheimnisträger § 4 KKG. Demnach sollen Berufsgeheimnisträger zunächst die Gefährdungssituation einschätzen und haben dafür Anspruch auf entsprechende Beratung (§ 4 Abs. 2 KKG). Kommen sie zu dem Ergebnis, dass der Verdacht auf eine Fetale Alkoholspektrumstörung als Gefährdung anzusehen ist, sollen sie zunächst die Personensorgeberechtigten kontaktieren und um die Annahme geeigneter Hilfen und ggf. um Entbindung von der Schweigepflicht werben. Gelingt dies nicht und gehen sie von einer Kindeswohlgefährdung aus, so dürfen sie die Information an das Jugendamt weitergeben. Wichtig ist allerdings, dass diese Befugnis ausschließlich gegenüber Mitarbeitern des Jugendamts gilt und nicht gegenüber anderen. Eine Weitergabe an Dritte, außerhalb des Jugendamtes, kann also niemals befugt erfolgen.

Käme die Angelegenheit zum Streit, würde ein Gericht zunächst prüfen, ob der gesetzlich vorgeschriebene Weg des § 4 KKG eingehalten worden ist. Ist dies der Fall, so ist äußerst unwahrscheinlich, dass das Gericht eine (unbefugte) Verletzung der Schweigepflicht annimmt. Es müsste feststellen, dass der Berufsgeheimnisträger sich hier fahrlässig geirrt und damit rechtswidrig gehandelt hat. Vor diesem Hintergrund gilt: wenn ein Berufsgeheimnisträger aufgrund seiner Erkenntnisse über den Alkoholkonsum einer Mutter eine Gefährdung für deren Kind sieht, die er mit einer Mitteilung an den Träger der öffentlichen Jugendhilfe glaubt abwenden oder mildern zu können, dürfte eine Verurteilung wegen Verletzung seiner Schweigepflicht jedenfalls dann nahezu ausgeschlossen sein, wenn er den Weg zu dieser Entscheidung nachvollziehbar dokumentiert und sich bei der Gefährdungseinschätzung von einer insoweit erfahrenen Fachkraft hat beraten lassen.

4.2 Konsentierte Kriterien und Empfehlungen für die Diagnostik

> Bei fehlenden Informationen hinsichtlich mütterlichen Alkoholkonsums in der Schwangerschaft, sollte je nach Einzelfall eine fachliche Einschätzung vorgenommen werden, ob sich durch eine fehlende Diagnose FASD das Risiko einer Kindeswohlgefährdung ergibt (Expertenkonsens). Ist dies der Fall, darf der Berufsgeheimnisträger dem Jugendamt aufgrund der Befugnis aus § 4 KKG Informationen weitergeben ohne gegen seine Schweigepflicht zu verstoßen.

Wichtig ist selbstverständlich aber auch die *Vermeidung von falsch-positiven Diagnosen FASD*, die zu einer falschen Ursachenattribuierung der Auffälligkeiten des Kindes und zu einer Schuldzuweisung an die Mutter führen können. Im professionellen Umfeld wird jedoch, unabhängig ob richtige oder falsche Diagnose FASD, nie eine Schuldzuweisung an die Mutter erfolgen, da dies für die weitere Betreuung des Kindes und für die Kooperation mit den Eltern nicht relevant und eher kontraproduktiv ist.

4.3 Konsentierte Kriterien und Empfehlungen für die Diagnostik der alkoholbedingten entwicklungsneurologischen Störung ARND (alcohol related neurodevelopmental disorders) bei Kindern und Jugendlichen

Zur übersichtlicheren Darstellung und damit besseren Anwendbarkeit in der praktischen Arbeit wurden die diagnostischen Kriterien für die alkoholbedingte entwicklungsneurologische Störung bei Kindern und Jugendlichen in einem Algorithmus zusammengefasst (▶ Abb. 4.9).

> *Zur Diagnose einer ARND sollen die Kriterien 1. und 2. zutreffen (Konsens):*
>
> 1. ZNS-Auffälligkeiten
> 2. Bestätigte intrauterine Alkohol-Exposition

Im Gegensatz zum Vollbild FAS wird bei der Diagnose der ARND, ebenso wie bei der des pFAS, der Empfehlungsgrad für das gemeinsame Auftreten der diagnostischen Säulen erhöht (von »sollten« beim FAS auf »sollen« bei der ARND), um Überdiagnosen zu vermeiden.

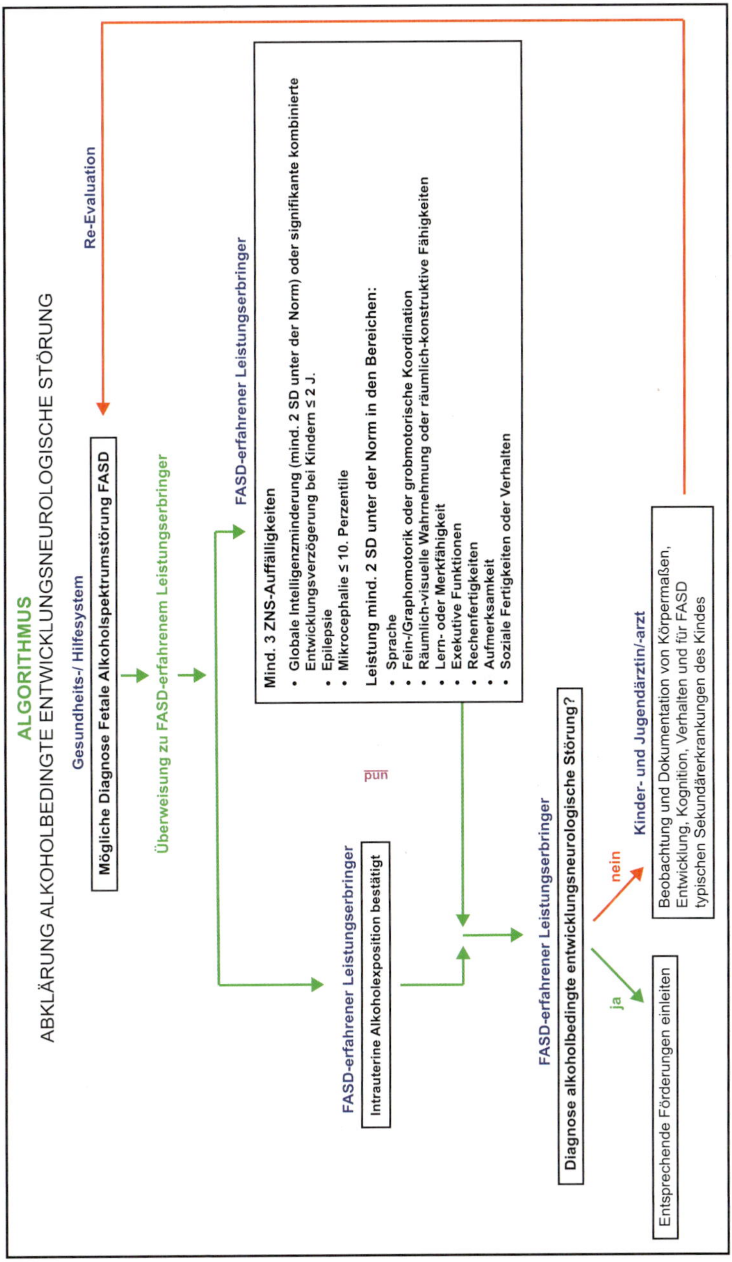

4.3 Konsentierte Kriterien und Empfehlungen für die Diagnostik 69

ALGORITHMUS
ABKLÄRUNG ALKOHOLBEDINGTE ENTWICKLUNGSNEUROLOGISCHE STÖRUNG

Gesundheits-/Hilfesystem

Mögliche Diagnose Fetale Alkoholspektrumstörung FASD

→ Re-Evaluation

Überweisung zu FASD-erfahrenem Leistungserbringer

FASD-erfahrener Leistungserbringer

Mind. 3 ZNS-Auffälligkeiten
- Globale Intelligenzminderung (mind. 2 SD unter der Norm) oder signifikante kombinierte Entwicklungsverzögerung bei Kindern ≤ 2 J.
- Epilepsie
- Mikrocephalie ≤ 10. Perzentile

Leistung mind. 2 SD unter der Norm in den Bereichen:
- Sprache
- Fein-/Graphomotorik oder grobmotorische Koordination
- Räumlich-visuelle Wahrnehmung oder räumlich-konstruktive Fähigkeiten
- Lern- oder Merkfähigkeit
- Exekutive Funktionen
- Rechenfertigkeiten
- Aufmerksamkeit
- Soziale Fertigkeiten oder Verhalten

und

FASD-erfahrener Leistungserbringer

Intrauterine Alkoholexposition bestätigt

FASD-erfahrener Leistungserbringer

Diagnose alkoholbedingte entwicklungsneurologische Störung?

ja → Entsprechende Förderungen einleiten

nein →

Kinder- und Jugendärztin/-arzt

Beobachtung und Dokumentation von Körpermaßen, Entwicklung, Kognition, Verhalten und für FASD typischen Sekundärerkrankungen des Kindes

Abb. 4.9: Algorithmus zur Abklärung alkoholbedingte entwicklungsneurologische Störung ARND

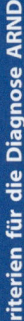

Kriterien für die Diagnose ARND

4.3.1 ZNS-Auffälligkeiten

Zur Erfüllung des Kriteriums »ZNS-Auffälligkeiten« sollen mind. drei der folgenden Auffälligkeiten zutreffen, die nicht adäquat für das Alter sind und nicht allein durch den familiären Hintergrund oder das soziale Umfeld erklärt werden können
(Konsens):

- Globale Intelligenzminderung (mind. 2 SD unter der Norm) oder signifikante kombinierte Entwicklungsverzögerung bei Kindern $\leq$ 2 Jahre
- Epilepsie
- Mikrocephalie $\leq$ 10. Perzentile

Leistung mind. 2 SD unter der Norm in den Bereichen:

- Sprache
- Fein-/Graphomotorik oder grobmotorische Koordination
- Räumlich-visuelle Wahrnehmung oder räumlich-konstruktive Fähigkeiten
- Lern- oder Merkfähigkeit
- Exekutive Funktionen
- Rechenfertigkeiten
- Aufmerksamkeit
- Soziale Fertigkeiten oder Verhalten

Bei der ARND wird von der Leitliniengruppe, ebenso wie beim pFAS, immer das gemeinsame Auftreten von mindestens drei ZNS-Auffälligkeiten gefordert. Dies steht im Gegensatz zum FAS, bei dem das alleinige Auftreten einer Intelligenzminderung bzw. globalen Entwicklungsverzögerung oder einer Mikrocephalie ausreicht, um die Diagnose zu stellen. Grund für diese strengeren ZNS-Kriterien bei der ARND ist die reduzierte Spezifität aufgrund des Wegfallens der diagnostischen Säulen Wachstums- und faciale Auffälligkeiten. Durch die strengeren ZNS-Kriterien bei der Diagnose der ARND wird die Spezifität ausgleichend erhöht und Überdiagnosen werden damit zu vermeiden versucht.

Die Literatur, auf der die Evidenz für die ZNS-Auffälligkeiten bei Kindern/Jugendlichen mit ARND (genauso wie mit FAS und pFAS) basiert, wird in den Kapiteln 4.1 und 4.2 ausführlich erläutert.

4.3.2 Intrauterine Alkoholexposition

> Wenn ZNS-Auffälligkeiten vorhanden sind, soll die Diagnose einer ARND bei *bestätigtem mütterlichem Alkoholkonsum während der Schwangerschaft* gestellt werden (Konsens).

Die Signifikanz der Höhe des mütterlichen Alkoholkonsums in der Schwangerschaft kann aktuell nur qualitativ geschätzt werden, da kein verlässlicher Mengen-Cut-off für die intrauterine, für das Ungeborene unschädliche, Alkoholexposition existiert. Orientierend lässt sich aus internationalen Studien ableiten, dass ein wiederholter Alkoholkonsum oder ein mindestens einmalig auftretendes Rauschtrinken (mind. fünf Getränke zu einer Gelegenheit) während der Schwangerschaft bereits das Risiko der Entwicklung einer FASD beim Kind birgt.

Die Bestätigung des mütterlichen Alkoholkonsums in der Schwangerschaft wird für die ARND gefordert, da die ZNS-Auffälligkeiten, auch in ihrer Kombination, nicht spezifisch für die ARND sind und die Gesamtspezifität der Diagnose durch Wegfall der facialen Auffälligkeiten sinkt.

Da es sich bei der ARND um eine »nicht sichtbare Behinderung« des Kindes/Jugendlichen handelt, ist die Diagnose schwierig und nur mit einer ausführlichen psychologischen Diagnostik möglich.

> **Empfehlung:**
> Da die Diagnose der ARND komplex und in ihrer Abgrenzung zu anderen Entwicklungsstörungen schwierig ist, empfiehlt die Leitliniengruppe bei Verdacht auf Vorliegen einer ARND die Zuweisung an einen FASD-erfahrenen Leistungserbringer (Expertenkonsens).

4.4 Konsentierte Empfehlung für die Diagnostik der alkoholbedingten angeborenen Fehlbildungen ARBD (alcohol related birth defects) bei Kindern und Jugendlichen

> **Empfehlung:**
> Alcohol related birth defects (ARBD) soll in Deutschland, wegen der fehlenden Spezifität der Malformationen und der fehlenden Evidenz für ARBD als eindeutige Krankheits-Entität, nicht als Diagnose verwendet werden (angelehnt an CDC, Canadian Guidelines und 4-Digit Diagnostic Code) (starker Konsens).

In der systematischen Literaturrecherche wurde eine retrospektiv-explorative Studie von O'Leary CM (2013) [29] gefunden, die eine signifikante Assoziation (adjusted odds ratio 3.14; 95 % CI 2.49–3.96) zwischen einer mütterlichen Alkohol-bezogenen Diagnose während der Schwangerschaft und dem Auftreten alkoholbedingter angeborener Malformationen (ARBD) beim Kind ergab. Das impliziert, dass eine zu einer Krankheitsdiagnose führende Alkoholabhängigkeit der Mutter und damit ein hoher Alkoholkonsum der Mutter ein Risikofaktor für die Entwicklung einer FASD darstellt, wie dies bereits in Kap. 3.3 dargestellt wurde.

4.5 Differentialdiagnosen zu den FASD bei Kindern und Jugendlichen

> Bei der Diagnostik der FASD sollen mögliche Differentialdiagnosen umfassend berücksichtigt und bei Unsicherheiten soll das Kind/der Jugendliche an einen FASD-erfahrenen Leistungserbringer überwiesen werden (Expertenkonsens).

Ob die Beeinträchtigungen des betroffenen Kindes als Komorbidität, Symptom von FASD oder Folgeerkrankung bzw. Komplikation der Grunderkrankung FASD anzusehen sind, wird kontrovers diskutiert. Die Symptome, die in dieser Leitlinie als Diagnosekriterien der FASD aufgeführt sind, sind aus Sicht der Leitliniengruppe nicht Komorbiditäten, sondern Bestandteil des Krankheitsbildes (Experten-Statement).

4.5 Differentialdiagnosen zu den FASD bei Kindern und Jugendlichen

Die Erkrankungen in der folgenden Aufstellung, vor allem unter den funktionellen ZNS-Auffälligkeiten, können von der FASD abzugrenzende Differentialdiagnosen oder Symptome der FASD sein.

Die Differentialdiagnosen wurden in die drei Diagnostik-Säulen der FASD (1) Wachstumsstörungen, (2) faciale Auffälligkeiten und (3) ZNS-Auffälligkeiten unterteilt. Bei der diagnostischen Einschätzung ist darauf zu achten, dass in der vorliegenden Liste auf die Ähnlichkeiten anderer Erkrankungen mit den FASD jeweils in einem dieser drei Bereiche eingegangen wird.

Die vorliegende Liste der Differentialdiagnosen hat keinen Anspruch auf Vollständigkeit, weist aber auf häufige Differentialdiagnosen zu den FASD hin.

1. Wachstumsstörungen
   1.1. Pränatale Wachstumsstörungen
      1.1.1. Fetale Pathologie (ungestörte intrauterine Versorgung)
         - Endogen:
            – Fehlbildungen
            – Genetische Syndrome (z. B. Turner-Syndrom, Silver-Russell-Syndrom)
            – Stoffwechselerkrankungen
         - Exogen:
            – Intrauterine Infektionen z. B. Röteln, Cytomegalie, Toxoplasmose, Herpes simplex, HIV, EBV, Parvovirus B19
            – Strahlenexposition
      1.1.2. Gestörte intrauterine Versorgung
         - Präplazentar:
            – Maternale Erkrankungen: Präeklampsie, Hypotonie, Anämie, zyanotische Vitien, Kollagenosen, chronische Nierenerkrankungen
            – Toxische Einflüsse, Nikotin, Drogen
            – Erhöhte maternale psychosoziale Belastung (Stress, Gewalt)
         - Plazentar:
            – Plazenta praevia
            – Gestörte Plazentation (Uterusfehlbildung, Myome)
            – Auf die Plazenta beschränkte Chromosomenstörung
   1.2. Postnatale Wachstumsstörungen
      - Familiärer Kleinwuchs
      - Konstitutionelle Entwicklungsverzögerung
      - Skelettdysplasien (z. B. Hypochondroplasie, Achondroplasie, Osteogenesis imperfecta)
      - Metabolische Störungen
      - Renale Erkrankungen
      - Hormonelle Störungen
      - Genetische Syndrome (z. B. Trisomie 21)
      - Chronische Erkrankungen
      - Malabsorption oder Mangelernährung (v. a. Mangel an Vitamin D, Calcium, Eiweiß, generelle Unterernährung)
      - Psychosozialer Kleinwuchs

2. Faciale Auffälligkeiten
    2.1. Toxische Effekte in der Schwangerschaft
        - Antikonvulsiva
        - Toluol
        - Maternale Phenylketonurie
    2.2. Genetisch bedingte Erkrankungen
        - Aarskog Syndrom
        - Cornelia de Lange Syndrom
        - Dubowitz Syndrom
        - Noonan Syndrom
        - Williams-Beuren-Syndrom (Mikrodeletion 7q11.23)
        - Di-George-Syndrom (VCFS) (Mikrodeletion 22q11)
        - Blepharophimosis Syndrom
        - Hallermann-Streiff-Syndrom
        - 3-M Syndrom
        - Smith-Lemli-Opitz-Syndrom
        - SHORT-Syndrom
        - Feingold-Syndrom (Trisomie 9)
        - Kabuki-Syndrom
        - Peters-Plus-Syndrom
        - Rubinstein-Taybi-Syndrom
        - Geleophysic dysplasia

3. ZNS-Auffälligkeiten
    3.1. Funktionelle ZNS-Auffälligkeiten
        - Kombinierte umschriebene Entwicklungsstörung
        - Intelligenzminderung unterschiedlichen Grades
        - Umschriebene Entwicklungsstörung des Sprechens und der Sprache
        - Umschriebene Entwicklungsstörung motorischer Funktionen
        - Umschriebene Entwicklungsstörung schulischer Fertigkeiten
        - Einfache Aufmerksamkeits- und Aktivitätsstörung
        - Hyperkinetische Störung des Sozialverhaltens
        - Störung des Sozialverhaltens mit oppositionellem aufsässigem Verhalten
        - Kombinierte Störung des Sozialverhaltens und der Emotionen
        - Stereotypien
        - Aggressivität
        - Delinquenz
        - Suchterkrankungen
        - Reaktive Bindungsstörung des Kindesalters/Posttraumatische Belastungsstörung
        - Sexuelle Verhaltensabweichung
        - Schlafstörungen
        - Angststörung/Panikstörung
        - Affektive Störung
        - Depressive Störung
        - Epilepsien anderer Genese

3.2. Mikrocephalie
- Familiäre Mikrocephalie
- Genetische Syndrome (s. 2.2)
- Pränatale Mangelversorgung, toxische Schädigung, Infektion
- Hypoxisch-ischämische Hirnschädigung
- Maternale Erkrankungen
- Postnatale Mangelernährung
- Stoffwechselstörungen
- Chronische Erkrankungen

Anhang 1: Methodik Fokussierte Literaturrecherche – Hintergrundinformationen

Die Suche umfasste den Zeitraum vom 01. Januar 2001 bis zum 12. Oktober 2011 und Dokumente in deutscher und englischer Sprache. Die fokussierte Literatursuche musste aus Kapazitätsgründen auf einige Länder begrenzt werden. Aufgrund der ähnlichen gesellschaftlichen und kulturellen Zusammensetzung wurde die Literaturrecherche auf die Länder Europas sowie die USA und Kanada beschränkt.

Die Suche wurde in folgenden Recherchequellen durchgeführt:

- Literaturdatenbank Medline über http://www.pubmed.org
- The Cochrane Library über http://www.thecochranelibrary.com.

Die gemäß den Suchkriterien gefundenen Abstracts wurden den zuständigen Mitarbeitern geschickt, die alle Abstracts sichteten. Dabei wurden anhand der vorher definierten Ausschlusskriterien weitere Artikel durch Sichtung der Abstracts ausgeschlossen oder an die Bearbeiter anderer Teilbereiche weitergeleitet. Die relevanten Publikationen wurden durchgearbeitet, zusammengefasst und deren Ergebnisse zu finalen Aussagen zusammengeführt.

Da es sich bei den Ergebnissen der fokussierten Literaturrecherche nicht um die Haupt-Fragestellung der Leitlinie (Diagnostik der FASD) sondern um Hintergrundinformationen für die Leitlinie handelt, wurde keine formale Bewertung der Studien bezüglich Studiendurchführung, Anzahl der Teilnehmer und Berücksichtigung möglicher Fehlerquellen sowie keine Evidenzbewertung der Literatur durchgeführt und es wurden keine evidenzbasierten Empfehlungen abgeleitet.

Teilbereich 1: Epidemiologie

Als Recherchevokabular wurden folgende Begriffe verwendet:

- fetal alcohol syndrome, fetal alcohol related deficit, fetal alcohol spectrum disorders, FAS, FASD, embryopathy, fetal alcohol effects
- epidemiology, incidence, frequency, prevalence, occurrence, statistics.

Ausschlusskriterien für die Relevanzsichtung

A1: andere Erkrankung
A2: Tiere/in vitro
A3: anderes Thema
A4: keine echten Studien z. B. Leserbriefe etc.
A5: anderes Land als Länder Europas, USA und Kanada.

Anhang 1: Methodik Fokussierte Literaturrecherche – Hintergrundinformationen 77

PubMed (12. Oktober 2011)

Nr.	Suchfrage	Anzahl
#4	#1 AND #2 Limits: English, German, Publication Date from 2001	1914
#3	#1 AND #2	3123
#2	epidemiology OR incidence OR frequency OR prevalence OR occurrence OR statistics (Details: (»epidemiology«[Subheading] OR »epidemiology«[All Fields] OR »epidemiology«[MeSH Terms]) OR (»epidemiology«[Subheading] OR »epidemiology«[All Fields] OR »incidence«[All Fields] OR »incidence«[MeSH Terms]) OR (»epidemiology«[Subheading] OR »epidemiology«[All Fields] OR »frequency«[All Fields] OR »epidemiology«[MeSH Terms] OR »frequency«[All Fields]) OR (»epidemiology«[Subheading] OR »epidemiology«[All Fields] OR »prevalence«[All Fields] OR »prevalence«[MeSH Terms]) OR (»epidemiology«[Subheading] OR »epidemiology«[All Fields] OR »occurrence«[All Fields] OR »epidemiology«[MeSH Terms] OR »occurrence«[All Fields]) OR (»Statistics (Ber)«[Journal] OR »statistics«[All Fields]))	2701325
1	fetal alcohol syndrome OR fetal alcohol related deficit OR fetal alcohol spectrum disorders OR FAS OR FASD OR (alcohol AND embryopathy) OR fetal alcohol effects (Details: (»foetal alcohol syndrome«[All Fields] OR »fetal alcohol syndrome«[MeSH Terms] OR (»fetal«[All Fields] AND »alcohol«[All Fields] AND »syndrome«[All Fields]) OR »fetal alcohol syndrome«[All Fields]) OR ((»fetus«[MeSH Terms] OR »fetus«[All Fields] OR »fetal«[All Fields]) AND (»ethanol«[MeSH Terms] OR »ethanol«[All Fields] OR »alcohol«[All Fields] OR »alcohols«[MeSH Terms] OR »alcohols«[All Fields]) AND related[All Fields] AND (»malnutrition«[MeSH Terms] OR »malnutrition«[All Fields] OR »deficit«[All Fields])) OR ((»fetus«[MeSH Terms] OR »fetus«[All Fields] OR »fetal«[All Fields]) AND (»ethanol«[MeSH Terms] OR »ethanol«[All Fields] OR »alcohol«[All Fields] OR »alcohols«[MeSH Terms] OR »alcohols«[All Fields]) AND (»Spectrum«[Journal] OR »spectrum«[All Fields]) AND (»disease«[MeSH Terms] OR »disease«[All Fields] OR »disorders«[All Fields])) OR (»fas«[All Fields]) OR FASD[All Fields] OR ((»ethanol«[MeSH Terms] OR »ethanol«[All Fields] OR »alcohol«[All Fields] OR »alcohols«[MeSH Terms] OR »alcohols«[All Fields]) AND (»fetal diseases«[MeSH Terms] OR (»fetal«[All Fields] AND »diseases«[All Fields]) OR »fetal diseases«[All Fields] OR »embryopathy«[All Fields])) OR (»fetal alcohol syndrome«[MeSH Terms] OR (»fetal«[All Fields] AND »alcohol«[All Fields] AND »syndrome«[All Fields]) OR »fetal alcohol syndrome«[All Fields]) OR (»fetal«[All Fields] AND »alcohol«[All Fields] AND »effects«[All Fields]) OR »fetal alcohol effects«[All Fields]))	27344

Anhang 1

Anzahl der Treffer: 1914
  Davon relevant: 450
  Die Recherche ergab für die erste Fragestellung zur Prävalenz von mütterlichem Alkoholkonsum in der Schwangerschaft und von FAS in den entsprechenden Ländern 450 als potentiell relevant eingestufte Abstracts, die entsprechend der formulierten Ausschlusskriterien durchgesehen wurden.

Nach dem Screening der Abstracts verblieben 50 Studien; weitere 10 Studien wurden über die separate Recherche zum Teilbereich Risikofaktoren für mütterlichen Alkoholkonsum identifiziert. Nach dem Screening des Volltextes dieser 60 Studien wurden 27 Primärstudien eingeschlossen.

Aus diesen Studien wurden folgende Informationen extrahiert:

- Autoren
- Journal
- Land
- Population
- Dauer der Studie
- Anzahl der Teilnehmer
- FAS-Prävalenz oder -Inzidenz und Konfidenzintervalle
- Definition von binge drinking (Sturz-Trinken, Komasaufen)
- Prävalenz von mütterlichem Alkoholkonsum während der Schwangerschaft (Konfidenzintervalle wurden in den eingeschlossenen Studien nicht berichtet)
- Notizen (z. B. genauere Beschreibung der Studie, Abkürzungen)

Eingeschlossene Literatur zur Prävalenz von mütterlichem Alkoholkonsum während der Schwangerschaft und zur Prävalenz des FAS

1. May et al. Prevalence of children with severe fetal alcohol spectrum disorders in communities near Rome, Italy: new estimated rates are higher than previous estimates. Int J Environ Res Public Health. 2011;8(6):2331-51.
2. Morleo et al. Under-reporting of foetal alcohol spectrum disorders: an analysis of hospital episode statistics. BMC Pediatr 2011;11:14.
3. Thanh et al. Drinking alcohol during pregnancy: evidence from Canadian Community Health Survey 2007/2008. J Popul Ther Clin Pharmacol. 2010;17(2):e302-e307
4. Centres for Disease Control and Prevention. Alcohol use among pregnant and non-pregnant women of childbearing age - United States, 1991-2005. MMWR Morb Mortal Wkly Rep. 2009;58(19):529-32.
5. Aliyu et al. Prenatal alcohol consumption and fetal growth restriction: potentiation effect by concomitant smoking. Nicotine Tob Res 2009;11(1):36-43.
6. de Chazeron et al. Is pregnancy the time to change alcohol consumption habits in France? Alcohol Clin Exp Res 2008;32(5):868-73.
7. Druschel et al. Issues in estimating the prevalence of fetal alcohol syndrome: examination of 2 counties in New York State. Pediatrics 2007;119(2):e384-e390.
8. Elgen et al. Lack of recognition and complexity of foetal alcohol neuroimpairments. Acta Paediatr 2007;96(2):237-41.

Anhang 1: Methodik Fokussierte Literaturrecherche – Hintergrundinformationen 79

9. Tsai et al. Patterns and average volume of alcohol use among women of childbearing age. Matern Child Health J 2007;11(5):437-45.
10. May et al. Epidemiology of FASD in a province in Italy: Prevalence and characteristics of children in a random sample of schools. Alcohol Clin Exp Res 2006;30(9):1562-75.
11. Chambers et al. Alcohol consumption among low-income pregnant Latinas Alcohol Clin Exp Res 2005;29(11):2022-8.
12. Astley. Fetal alcohol syndrome prevention in Washington State: evidence of success. Paediatr Perinat Epidemiol. 2004;18(5):344-51.
13. Weiss et al. The Wisconsin Fetal Alcohol Syndrome Screening Project WMJ 2004; 103(5):53-60.
14. Drews et al. Prevalence of prenatal drinking assessed at an urban public hospital and a suburban private hospital J Matern Fetal Neonatal Med 2003;13(2):85-93.
15. Fox et al. Estimating prevalence of fetal alcohol syndrome (FAS): effectiveness of a passive birth defects registry system. Birth Defects Res A Clin Mol Teratol 2003; 67(9):604-8.
16. Goransson et al. Fetus at risk: prevalence of alcohol consumption during pregnancy estimated with a simple screening method in Swedish antenatal clinics. Addiction 2003;98(11):1513-20.
17. O'Connor et al. Alcohol use in pregnant low-income women J Stud Alcohol 2003; 64(6):773-83.
18. Poitra et al. A school-based screening program for fetal alcohol syndrome Neurotoxicol Teratol 2003;25(6):725-9.
19. Centers for Disease Control and Prevention. Fetal alcohol syndrome–Alaska, Arizona, Colorado, and New York, 1995-1997. JAMA 2002;288(1):38-40.
20. Astley et al. Application of the fetal alcohol syndrome facial photographic screening tool in a foster care population. J Pediatr 2002;141(5):712-7.
21. Ethen et al. Alcohol consumption by women before and during pregnancy. Matern Child Health J 2009; 13(2):274-285.
22. Grant et al. Alcohol use before and during pregnancy in western Washington, 1989-2004: implications for the prevention of fetal alcohol spectrum disorders. Am J Obstet Gynecol 2009; 200(3):278.
23. Donnelly et al. Illegal drug use, smoking and alcohol consumption in a low-risk Irish primigravid population. J Perinat Med 2008; 36(1):70-72.
24. Strandberg-Larsen et al. Characteristics of women who binge drink before and after they become aware of their pregnancy. Eur J Epidemiol 2008; 23(8):565-572.
25. Bergmann et al. Perinatal risk factors for long-term health. Results of the German Health Interview and Examination Survey for Children and Adolescents (KiGGS). Bundesgesundheitsblatt Gesundheitsforschung Gesundheitsschutz 2007; 50(5-6):670-676.
26. Alvik et al. Alcohol use before and during pregnancy: a population-based study. Acta Obstet Gynecol Scand 2006; 85(11):1292-1298.
27. U.S. Government. Birth defects surveillance data from selected states, 1996-2000 Birth Defects Res A Clin Mol Teratol 2003;67(9):729-818.
28. GEDA - Studie zur Gesundheit in Deutschland des Robert Koch Instituts. (2012). Retrieved October 26, 2015, from http://www.rki.de/DE/Content/Gesundheitsmonitoring/Gesundheitsberichterstattung/GBEDownloadsB/GEDA12.pdf

Teilbereich 2: Risikofaktoren für mütterlichen Alkoholkonsum während der Schwangerschaft

Als Recherchevokabular wurden folgende Begriffe verwendet:

- risk
- alcohol
- pregnancy

Ausschlusskriterien für Relevanzsichtung

A1: anderes Thema/andere Erkrankung
A2: Tiere/in vitro
A3: keine echten Studien z. B. Leserbriefe etc.
A4: anderes Land als Länder Europas, USA und Kanada
A5: Erwachsene

PubMed (19. Oktober 2011) XXX

Nr.	Suchfrage	Anzahl
#2	#1 Limits: English, German, Publication Date from 2001	1864
#1	risk AND alcohol AND pregnancy (Details: (»risk«[MeSH Terms] OR »risk«[All Fields]) AND (»ethanol«[MeSH Terms] OR »ethanol«[All Fields] OR »alcohol«[All Fields] OR »alcohols«[MeSH Terms] OR »alcohols«[All Fields]) AND (»pregnancy«[MeSH Terms] OR »pregnancy«[All Fields]))	3796

Anzahl der Treffer: 1864
Davon relevant: 298

Cochrane (19. Oktober 2011)

Nr.	Suchfrage	Anzahl
#1	(risk AND alcohol and pregnancy):ti,ab,kw from 2001 to 2011	43

- Cochrane Database of Systematic Reviews: 9
- Database of Abstracts of Reviews of Effects: 0
- Cochrane Central Register of Controlled Trials: 31
- Cochrane Methodology Register: 1
- Health Technology Assessment Database: 1
- NHS Economic Evaluation Database: 1

Anhang 1: Methodik Fokussierte Literaturrecherche – Hintergrundinformationen

Anzahl der Treffer: 43
Davon neu: 8
Davon relevant: 1
Insgesamt wurden bei der ersten Recherche mittels Recherchemaske 399 Abstracts gefunden, denen aus anderen Bereichen der fokussierten Literaturrecherche drei Abstracts folgten. Nach Sichtung der Abstracts wurden 60 Publikationen in die Volltextrecherche eingeschlossen.

In der Volltextrecherche wurden 38 Artikel aus den USA, drei Artikel aus Kanada und neun Artikel aus Europa (1x Dänemark, 2x Deutschland, 1x Großbritannien, 1x Irland, 1x Italien, 1x Norwegen, 2x Schweden) gefunden, die Risikofaktoren für Alkoholkonsum in der Schwangerschaft bestimmt haben.

Eingeschlossene Literatur zu Risikofaktoren für mütterlichen Alkoholkonsum während der Schwangerschaft

1. Mullally et al. Prevalence, predictors and perinatal outcomes of peri-conceptional alcohol exposure-retrospective cohort study in an urban obstetric population in Ireland. BMC Pregnancy and Childbirth. 2011; 11:27
2. De Santis et al. Smoking, alcohol consumption and illicit drug use in an Italian population of pregnant women. European Journal of Obstetrics & Gynecology and Reproductive Biology. 2011; 159:106–110
3. Jones. The Effects of Alcohol on Fetal Development. Birth Defects Research (Part C). 2011; 93:3–11
4. Kiely et al. Patterns of alcohol consumption among pregnant African-American women in Washington, DC, USA. Paediatric and Perinatal Epidemiology. 2011; 25: 328–339
5. Muckle et al. Alcohol, Smoking, and Drug Use Among Inuit Women of Childbearing Age During Pregnancy and the Risk to Children. Alcohol Clin Exp Res. 2011; 35:1081–1091
6. Elo & Culhane. Variations in Health and Health Behaviors by Nativity Among Pregnant Black Women in Philadelphia. Am J Public Health. 2010; 100: 2185–2192.
7. Thanh & Jonsson. Drinking alcohol during pregnany: evidence from Canadian Community Health Survey 2007/2008. J Popul Ther Clin Pharmacol. 2010; 17
8. Page et al. Does Religiosity Affect Health Risk Behaviors in Pregnant and Postpartum Women? Matern Child Health J. 2009; 13:621–632
9. Ethen et al. Alcohol Consumption by Women Before and During Pregnancy. National Birth Defects Prevention Study. Matern Child Health J. 2009; 13:274–285
10. Harrison & Sidebottom. Alcohol and Drug Use Before and During Pregnancy: An Examination of Use Patterns and Predictors of Cessation. Matern Child Health J. 2009; 13:386–394
11. Tenkku et al. Racial Disparities in Pregnancy-Related Drinking Reduction. Matern Child Health J. 2009; 13:604–613
12. Alvanzo & Svikis. History of Physical Abuse and Periconceptional Drinking in PregnantWomen. Substance Use & Misuse. 2008; 43:1098–1109
13. Meschke et al. Correlates of Prenatal Alcohol Use. Matern Child Health J. 2008; 12:442–451

14. McGartland Rubio et al. Factors Associated with Alcohol Use, Depression, and Their Cooccurrence during Pregnancy. Alcohol Clin Exp Res. 2008; 32(9): 1543–1551.
15. Strandberg-Larsen et al. Characteristics of women who binge drink before and after they become aware of their pregnancy. Eur J Epidemiol. 2008; 23:565–572
16. Bergmann et al. Perinatale Einflussfaktoren auf die spätere Gesundheit - Ergebnisse des Kinder- und Jugendgesundheitssurveys (KiGGS). Bundesgesundheitsblatt - Gesundheitsforschung – Gesundheitsschutz. 2007; 50:670–676
17. Flynn et al. Brief detection and co-occurrence of violence, depression and alcohol risk in prenatal care settings. Arch Womens Ment Health. 2007; 10: 155–161
18. Tsai et al. Patterns and Average Volume of Alcohol Use Among Women of Childbearing Age. Matern Child Health J. 2007; 11:437–445
19. Alvik et al. Alcohol use before and during pregnancy: a population-based study. Acta Obstetricia et Gynecologica. 2006; 85: 1292-1298
20. Perreira & Cortes. Race/Ethnicity and Nativity Differences in Alcohol and Tobacco Use During Pregnancy. Am J Public Health. 2006; 96:1629–1636.
21. Chambers et al. Alcohol Consumption among Low-Income Pregnant Latinas. Alcohol Clin Exp Res. 2005; 29:2022–2028
22. Knight & Plugge. Risk factors for adverse perinatal outcomes in imprisoned pregnant women: a systematic review. BMC Public Health. 2005; 5:111
23. Phares et al. Surveillance for Disparities in Maternal Health-Related Behaviors -Selected States, Pregnancy Risk Assessment Monitoring System (PRAMS), 2000-2001. MMWR Surveill Summ. 2004; 53(4):1-13
24. Flynn et al. Rates and Correlates of Alcohol Use Among Pregnant Women in Obstetrics Clinics. Alcohol Clin Exp Res. 2003; 27:81–87
25. Göransson et al. Fetus at risk: prevalence of alcohol consumption during pregnancy estimated with a simple screening method in Swedish antenatal clinics. Addiction. 2003; 98:1513–1520
26. Kvigne et al. Characteristics of Mothers Who Have Children with Fetal Alcohol Syndrome or Some Characteristics of Fetal Alcohol Syndrome. J Am Board Fam Pract 2003; 16:296–303
27. May & Gossage. Estimating the Prevalence of Fetal Alcohol Syndrome: A Summary. Alcohol Res Health. 2001; 25:159-67
28. Rebhan et al. Rauchen, Alkoholkonsum und koffeinhaltige Getränke vor, während und nach der Schwangerschaft – Ergebnisse aus der Studie »Stillverhalten in Bayern«. Gesundheitswesen. 2009; 71:391-8
29. Cheng et al. Alcohol Consumption During Pregnancy Prevalence and Provider Assessment. Obstet Gynecol. 2011; 117:212–7
30. Karjane et al. Alcohol Abuse Risk Factors and Psychiatric Disorders in Pregnant Women with a History of Infertility. Journal of Women's health. 2008; 17
31. Meshberg-Cohen & Svikis. Panic disorder, trait anxiety, and alcohol use in pregnant und nonpregnant women. Comprehensive Psychiatry. 2007; 48:504-510.
32. Lucas et al. Alcohol use among pregnant African American women: Ecological Considerations. Health & Social Work. 2003; 28
33. Pevalin et al. Beyond biology: the social context of prenatal behaviour and birth outcomes. Soz Praventivmed. 2001; 46:233-239

34. Sharpe & Velasquez. Risk of Alcohol-Exposed Pregnancies among Low-Income, Illicit Drug-Using Women. Journal of Women's health. 2008; 17
35. Harelick et al. Preconception Health of Low Socioeconomic Status Women: Assessing Knowledge and Behaviors. Women's Health Issues. 2011; 21:272-276.
36. Bobo et al. Identifying social drinkers likely to consume alcohol during pregnancy: Findings from a prospective cohort study. Psychological Reports. 2007; 101:857-870.
37. O'Connor & Whaley. Health Care Provider Advice and Risk Factors Associated With Alcohol Consumption Following Pregnancy Recognition. J Stud Alcohol. 2006; 67:22-31
38. Bakhireva et al. Periconceptional binge drinking and acculturation among pregnant Latinas in New Mexico. Alcohol. 2009; 43:475-481
39. Havens et al. Factors associated with substance use during pregnancy: Results from a national sample. Drug and Alcohol Dependence. 2009; 99:89–95
40. Orr et al. Unintended Pregnancy and Prenatal Behaviors Among Urban, Black Women in Baltimore, Maryland: The Baltimore Preterm Birth Study. Ann Epidemiol. 2008; 18:545–551.
41. Magnusson et al. Hazardous alcohol users during pregnancy: Psychiatric health and personality traits. Drug and Alcohol Dependence. 2007; 89:275–281.
42. Haynes et al. Determinants of alcohol use in pregnant women at risk for alcohol consumption. Neurotoxicology and Teratology. 2003; 25:659–666
43. Leonardson & Loudenburg. Risk factors for alcohol use during pregnancy in a multistate area. Neurotoxicology and Teratology. 2003; 25:651–658
44. Meschke et al. Assessing the risk of fetal alcohol syndrome: understanding substance use among pregnant women. Neurotoxicology and Teratology. 2003; 25:667–674
45. Floyd et al. Alcohol-Exposed Pregnancy. Characteristics Associated with Risk. Project CHOICES Research Group. Am J Prev Med. 2002; 23:166–173
46. Flynn & Chermack. Prenatal Alcohol Use: The Role of Lifetime Problems With Alcohol, Drugs, Depression, and Violence. J. Stud. Alcohol Drugs. 2008; 69:500-509,
47. Ahluwalia et al. Mental and Physical Distress and High-Risk Behaviors Among Reproductive-Age Women. Obstet Gynecol. 2004;104:477–83.
48. Stotts et al. Tobacco, alcohol and caffeine use in a low-income, pregnant population. Journal of Obstetrics and Gynaecology. 2003; 23:247–251
49. Martin et al. Substance Use Before and During Pregnancy: Links to Intimate Partner Violence. Am J Drug Alcohol Abuse. 2003; 29:599-617.
50. Hayes et al. Prenatal Alcohol Intake in a Rural, Caucasian Clinic. Fam Med 2002; 34:120-5.

Teilbereich 3: Risikofaktoren für die Entwicklung einer FASD

Als Recherchevokabular wurden folgende Begriffe verwendet:
- risk
- alcohol
- pregnancy

Am 09. Dezember 2011 erfolgte eine erneute Recherche mit folgendem Vokabular, mit dem Ziel, zusätzliche Dokumente zu identifizieren:

- early pregnancy, late pregnancy
- fetal alcohol syndrome, fetal alcohol related deficit, fetal alcohol spectrum disorders, FASD, FAS, alcohol embryopathy, fetal alcohol effects.

Ausschlusskriterien für Relevanzsichtung

A1: anderes Thema/andere Erkrankung
A2: Tiere/in vitro
A3: keine echten Studien, z. B. Leserbriefe
A4: anderes Land als Länder Europas, USA und Kanada

PubMed (09. Dezember 2011)

Nr.	Suchfrage	Anzahl
#4	#3 Limits: English, German, Publication Date from 2001	303
#3	#2 NOT #1	580
#2	(late Or early) And pregnancy AND (fetal alcohol syndrome OR fetal alcohol related deficit OR fetal alcohol spectrum disorders OR FASD OR FAS OR (alcohol AND embryopathy) OR fetal alcohol effects)	785
#1	risk AND alcohol AND pregnancy (Details: (»risk«[MeSH Terms] OR »risk«[All Fields]) AND (»ethanol«[MeSH Terms] OR »ethanol«[All Fields] OR »alcohol«[All Fields] OR »alcohols«[MeSH Terms] OR »alcohols«[All Fields]) AND (»pregnancy«[MeSH Terms] OR »pregnancy«[All Fields]))	3818

Anzahl der Treffer: 303
Davon relevant: 71

Cochrane (09. Dezember 2011)

Nr.	Suchfrage	Anzahl
#4	#3 from 2001 to 2011	2
#3	#2 NOT #1	4
#2	(late pregnancy OR early pregnancy):ti,ab,kw and (fetal alcohol syndrome OR fetal alcohol related deficit OR fetal alcohol spectrum disorders OR FASD OR FAS OR (alcohol AND embryopathy) OR fetal alcohol effects):ti,ab,kw	7
#1	(risk):ti,ab,kw and (alcohol):ti,ab,kw and (pregnancy):ti,ab,kw	65

- Cochrane Database of Systematic Reviews: 0
- Database of Abstracts of Reviews of Effects: 0
- Cochrane Central Register of Controlled Trials: 2
- Cochrane Methodology Register: 0
- Health Technology Assessment Database: 0
- NHS Economic Evaluation Database: 0

Anzahl der Treffer: 2
    Davon neu: 1
    Davon relevant: 0

Eingeschlossene Literatur zu Risikofaktoren für die Entstehung einer FASD

1. Aros S, Mills JL, Iniguez G, Avila A, Conley MR, Troendle J et al. Effects of prenatal ethanol exposure on postnatal growth and the insulin-like growth factor axis. Horm Res Paediatr 2011; 75(3):166-173.
2. Bakker R, Pluimgraaff LE, Steegers EA, Raat H, Tiemeier H, Hofman A et al. Associations of light and moderate maternal alcohol consumption with fetal growth characteristics in different periods of pregnancy: the Generation R Study. Int J Epidemiol 2010; 39(3):777-789.
3. Burden MJ, Westerlund A, Muckle G, Dodge N, Dewailly E, Nelson CA et al. The effects of maternal binge drinking during pregnancy on neural correlates of response inhibition and memory in childhood. Alcohol Clin Exp Res 2011; 35(1):69-82.
4. Chudley AE. Fetal alcohol spectrum disorder: counting the invisible - mission impossible? Arch Dis Child 2008; 93(9):721-722.
5. Clarren SK, Randels SP, Sanderson M, Fineman RM. Screening for fetal alcohol syndrome in primary schools: a feasibility study. Teratology 2001; 63(1):3-10.
6. Cone-Wesson B. Prenatal alcohol and cocaine exposure: influences on cognition, speech, language, and hearing. J Commun Disord 2005; 38(4):279-302.
7. Cook JD. Biochemical markers of alcohol use in pregnant women. Clin Biochem 2003; 36(1):9-19.
8. Day NL, Leech SL, Richardson GA, Cornelius MD, Robles N, Larkby C. Prenatal alcohol exposure predicts continued deficits in offspring size at 14 years of age. Alcohol Clin Exp Res 2002; 26(10):1584-1591.
9. Drabble LA, Poole N, Magri R, Tumwesigye NM, Li Q, Plant M. Conceiving risk, divergent responses: perspectives on the construction of risk of FASD in six countries. Subst Use Misuse 2011; 46(8):943-958.
10. Fetal alcohol syndrome. Paediatr Child Health 2002; 7(3):161-195.
11. Gallot D, de C, I, Boussiron D, Ughetto S, Vendittelli F, Legros FJ et al. Limits of usual biochemical alcohol markers in cord blood at term: a fetal/maternal population-based study. Clin Chem Lab Med 2007; 45(4):546-548.
12. Gmel G, Kuntsche E, Rehm J. Risky single-occasion drinking: bingeing is not bingeing. Addiction 2011; 106(6):1037-1045.
13. Handmaker NS, Rayburn WF, Meng C, Bell JB, Rayburn BB, Rappaport VJ. Impact of alcohol exposure after pregnancy recognition on ultrasonographic fetal growth measures. Alcohol Clin Exp Res 2006; 30(5):892-898.

14. Hellemans KG, Sliwowska JH, Verma P, Weinberg J. Prenatal alcohol exposure: fetal programming and later life vulnerability to stress, depression and anxiety disorders. Neurosci Biobehav Rev 2010; 34(6):791-807.
15. Isayama RN, Leite PE, Lima JP, Uziel D, Yamasaki EN. Impact of ethanol on the developing GABAergic system. Anat Rec (Hoboken) 2009; 292(12):1922-1939.
16. Jones KL. The effects of alcohol on fetal development. Birth Defects Res C Embryo Today 2011; 93(1):3-11.
17. Keen CL, Uriu-Adams JY, Skalny A, Grabeklis A, Grabeklis S, Green K et al. The plausibility of maternal nutritional status being a contributing factor to the risk for fetal alcohol spectrum disorders: the potential influence of zinc status as an example. Biofactors 2010; 36(2):125-135.
18. Khaole NC, Ramchandani VA, Viljoen DL, Li TK. A pilot study of alcohol exposure and pharmacokinetics in women with or without children with fetal alcohol syndrome. Alcohol Alcohol 2004; 39(6):503-508.
19. Korkman M, Kettunen S, utti-Ramo I. Neurocognitive impairment in early adolescence following prenatal alcohol exposure of varying duration. Child Neuropsychol 2003; 9(2):117-128.
20. Loock C, Conry J, Cook JL, Chudley AE, Rosales T. Identifying fetal alcohol spectrum disorder in primary care. CMAJ 2005; 172(5):628-630.
21. Mancinelli R, Binetti R, Ceccanti M. Female drinking, environment and biological markers. Ann Ist Super Sanita 2006; 42(1):31-38.
22. McGee CL, Bjorkquist OA, Price JM, Mattson SN, Riley EP. Social information processing skills in children with histories of heavy prenatal alcohol exposure. J Abnorm Child Psychol 2009; 37(6):817-830.
23. Niccols A. Fetal alcohol syndrome and the developing socio-emotional brain. Brain Cogn 2007; 65(1):135-142.
24. Poitra BA, Marion S, Dionne M, Wilkie E, Dauphinais P, Wilkie-Pepion M et al. A school-based screening program for fetal alcohol syndrome. Neurotoxicol Teratol 2003; 25(6):725-729.
25. Riikonen RS, Nokelainen P, Valkonen K, Kolehmainen AI, Kumpulainen KI, Kononen M et al. Deep serotonergic and dopaminergic structures in fetal alcoholic syndrome: a study with nor-beta-CIT-single-photon emission computed tomography and magnetic resonance imaging volumetry. Biol Psychiatry 2005; 57(12):1565-1572.
26. Riley EP, Mattson SN, Li TK, Jacobson SW, Coles CD, Kodituwakku PW et al. Neurobehavioral consequences of prenatal alcohol exposure: an international perspective. Alcohol Clin Exp Res 2003; 27(2):362-373.
27. Thomas JD, Zhou FC, Kane CJ. Proceedings of the 2008 annual meeting of the Fetal Alcohol Spectrum Disorders Study Group. Alcohol 2009; 43(4):333-339.
28. Van Der LM, Van DK, Kleinhout M, Phaff J, De Groot CJ, De GL et al. Infants exposed to alcohol prenatally: outcome at 3 and 7 months of age. Ann Trop Paediatr 2001; 21(2):127-134.
29. Warren KR, Li TK. Genetic polymorphisms: impact on the risk of fetal alcohol spectrum disorders. Birth Defects Res A Clin Mol Teratol 2005; 73(4):195-203.
30. Zhang X, Sliwowska JH, Weinberg J. Prenatal alcohol exposure and fetal programming: effects on neuroendocrine and immune function. Exp Biol Med (Maywood) 2005; 230(6):376-388.

Anhang 2: Methodik systematische Literaturrecherche – Diagnostische Kriterien des FAS (nur Vollbild)

Für die Sichtung der Abstracts im Rahmen der systematischen Literaturrecherche wurden prospektiv Ein- und Ausschlusskriterien festgelegt.

Einschlusskriterien

Population	Kinder und Jugendliche (< 18 Jahre) mit FAS
Intervention	Diagnostische Tests zu den folgenden Kriterien: • Wachstumsstörungen • Faciale Auffälligkeiten • ZNS-Anomalien • Alkoholkonsum der Mutter.
Kontrolle	Gesunde Kinder/Jugendliche Kinder/Jugendliche mit einer diagnostizierten anderen neuropsychologischen Störung (ADHS) Kinder/Jugendliche mit nicht Vollbild-FAS
Endpunkte	Haupt-Zielgröße war die Sicherheit der diagnostischen Diskriminierung der eingesetzten Testverfahren im Hinblick auf die Diagnose Fetales Alkoholsyndrom. Weitere Zielgrößen wurden nicht festgelegt
Studientypen	Einschluss von randomisierten kontrollierten Studien, nachrangig Einschluss von Kohortenstudien oder Fall-Kontrollstudien bzw. Fallserien (>10 Patienten) bzw. systematische Reviews bzw. Metaanalysen dieser Studien Anmerkung: Bei der 2. Sichtung der Volltexte wurden Fallserien ausgeschlossen
Sprachen	Englisch, Deutsch

Ausschlusskriterien auf Abstrakt- und Volltextebene

A1	andere Erkrankung
A2	Studien an Tieren/in vitro
A3	anderes Thema (nicht Diagnose oder Screening des FAS)

A4	Methodik der Publikation, anderer Publikationstyp
A5	unsystematischer Review
A6	Alter der Probanden überwiegend >18 Jahre (mehr als 80 %)
A7	Zum Thema Alkoholkonsum der Mutter: Publikation vor 2008 (da systematischer Review von Elliot et al [3] mit Literaturrecherche bis Juli 2008)
A8	Doppelpublikationen (Dubletten)

Bezüglich der einzuschließenden Studientypen wurde zunächst nach randomisierten kontrollierten Studien und systematischen Übersichtsarbeiten gesucht. Da vermutet wurde, dass zum Themenkomplex Diagnostik des FAS wenig randomisierte Studien existieren, wurde die Suche im zweiten Schritt bezüglich des Einschlusskriteriums Studienmethodik erweitert.

Folgende Datenbanken wurden für die systematische Suche genutzt:

- PubMed (Internetportal der National Library of Medicine) (http://www.pubmed.org);
- Datenbanken der Cochrane Library (http://www.thecochranelibrary.com).

Nach Rücksprache mit der Leitlinienkoordinatorin bezüglich der Suchstrategie wurde die erste Recherche zur Diagnostik vom 10.10.2011 am 31.10.2011 mit angepassten Suchbegriffen wiederholt.
Die Recherche umfasste den Zeitraum von 01.01.2001 bis 31.10.2011.
Es gab im Verlauf der Berichterstellung ein besonderes Interesse der Leitliniengruppe an Publikationen vor dem genannten Recherchezeitraum zu facialen Kriterien. Zur Identifizierung dieser Publikationen wurde in Absprache mit der Leitlinienkoordinatorin in den Referenzen der identifizierten Publikationen sowie in Pubmed-Referenzen gesucht.
Die systematische Recherche in Pubmed ergab insgesamt 1363 Treffer. Die Suche in den Datenbanken der Cochrane Library ergab 20 Treffer. Nach Sichtung von Titel und Abstract der identifizierten Publikationen wurden insgesamt 326 Publikationen eingeschlossen und zur Volltextsichtung bestellt. Die Volltexte wurden sechs verschiedenen Themenbereichen (allgemeine Texte, Wachstumsauffälligkeiten, faciale Auffälligkeiten, strukturelle ZNS-Auffälligkeiten, funktionelle ZNS-Auffälligkeiten, Alkoholkonsum der Mutter) zugeordnet und dann nach den festgelegten Ausschlusskriterien gesichtet. Die Sichtung der Volltexte führte zum Ausschluss von 148 weiteren Publikationen, sodass insgesamt 178 Publikationen zur Evidenzbewertung eingeschlossen wurden (▶ Abb. Anhang 2).

Anhang 2: Methodik systematische Literaturrecherche

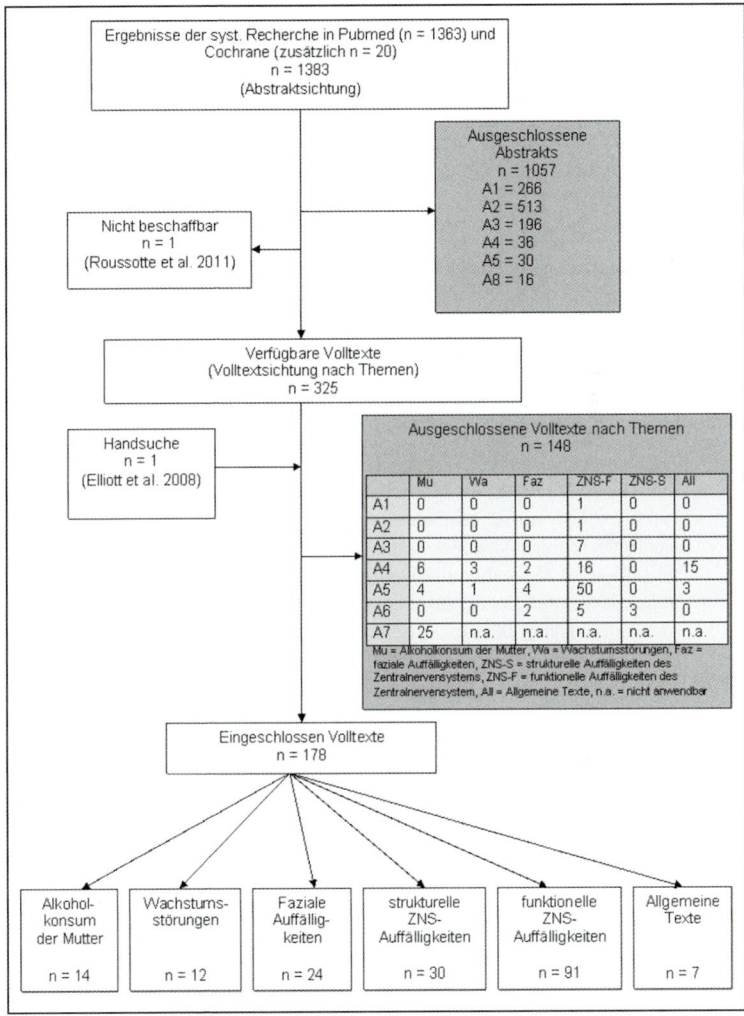

Abb. Anhang 2: Ablauf der systematischen Literaturrecherche zum Vollbild FASD

Recherchestrategie in Pubmed am 31. Oktober 2011

Nr.	Suchfrage	Anzahl
#6	#1 AND #4 Limits: English, German, Publication Date from 2001	1363
#5	#1 AND #4	3480
#4	#2 OR #3	7693746
#3	(developmental AND (defect OR defects OR abnormality OR abnormalities OR anomaly OR anomalies)) OR deficits OR growth deficiency OR facial phenotype OR (»**central nervous system**« **AND (damage OR dysfunction)**) OR ((**cognitive OR communication OR behavioral) AND (difficulties OR disabilities**)) OR adverse life outcomes OR mental health concerns OR ((**fluency OR articulation**) AND abilities) (Details: (developmental[All Fields] AND (defect[All Fields] OR (»abnormalities«[Subheading] OR »abnormalities«[All Fields] OR »defects«[All Fields]) OR abnormality[All Fields] OR (»abnormalities«[Subheading] OR »abnormalities«[All Fields] OR »congenital abnormalities«[MeSH Terms] OR (»congenital«[All Fields] AND »abnormalities«[All Fields]) OR »congenital abnormalities«[All Fields]) OR anomaly[All Fields] OR (»abnormalities«[Subheading] OR »abnormalities«[All Fields] OR »anomalies«[All Fields]))) OR deficits[All Fields] OR ((»growth and development«[Subheading] OR (»growth«[All Fields] AND »development«[All Fields]) OR »growth and development«[All Fields] OR »growth«[All Fields] OR »growth«[MeSH Terms]) AND (»deficiency«[Subheading] OR »deficiency«[All Fields])) OR ((»face«[MeSH Terms] OR »face«[All Fields] OR »facial«[All Fields]) AND (»phenotype«[MeSH Terms] OR »phenotype«[All Fields])) OR (»central nervous system«[All Fields] AND (damage[All Fields] OR (»physiopathology«[Subheading] OR »physiopathology«[All Fields] OR »dysfunction«[All Fields]))) OR ((cognitive[All Fields] OR (»communication«[MeSH Terms] OR »communication«[All Fields]) OR (»behavior«[MeSH Terms] OR »behavior«[All Fields] OR »behavioral«[All Fields])) AND (difficulties[All Fields] OR disabilities [All Fields])) OR (adverse[All Fields] AND (»life«[MeSH Terms] OR »life«[All Fields]) AND outcomes[All Fields]) OR ((»mental health«[MeSH Terms] OR (»mental«[All Fields] AND »health«[All Fields]) OR »mental health«[All Fields]) AND concerns[All Fields]) OR ((fluency[All Fields] OR (»joints«[MeSH Terms] OR »joints«[All Fields] OR »articulation«[All Fields])) AND (»aptitude«[MeSH Terms] OR »aptitude«[All Fields] OR »abilities«[All Fields])))	234689

Nr.	Suchfrage	Anzahl
#2	diagnostic OR diagnosis OR diagnoses OR screening (»diagnosis«[MeSH Terms] OR »diagnosis«[All Fields] OR »diagnostic«[All Fields]) OR (»diagnosis«[Subheading] OR »diagnosis«[All Fields] OR »diagnosis«[MeSH Terms]) OR (»diagnosis«[MeSH Terms] OR »diagnosis«[All Fields] OR »diagnoses«[All Fields]) OR (»diagnosis«[Subheading] OR »diagnosis«[All Fields] OR »screening«[All Fields] OR »mass screening«[MeSH Terms] OR (»mass«[All Fields] AND »screening«[All Fields]) OR »mass screening«[All Fields] OR »screening«[All Fields])	7587987
#1	fetal alcohol syndrome OR fetal alcohol related deficit OR fetal alcohol spectrum disorders OR FASD OR (alcohol AND embryopathy) OR fetal alcohol effects (Details: (»foetal alcohol syndrome«[All Fields] OR »fetal alcohol syndrome«[MeSH Terms] OR (»fetal«[All Fields] AND »alcohol«[All Fields] AND »syndrome«[All Fields]) OR »fetal alcohol syndrome«[All Fields]) OR ((»fetus«[MeSH Terms] OR »fetus«[All Fields] OR »fetal«[All Fields]) AND (»ethanol«[MeSH Terms] OR »ethanol«[All Fields] OR »alcohol«[All Fields] OR »alcohols«[MeSH Terms] OR »alcohols«[All Fields]) AND related [All Fields] AND (»malnutrition«[MeSH Terms] OR »malnutrition«[All Fields] OR »deficit«[All Fields])) OR ((»fetus«[MeSH Terms] OR »fetus«[All Fields] OR »fetal«[All Fields]) AND (»ethanol«[MeSH Terms] OR »ethanol«[All Fields] OR »alcohol«[All Fields] OR »alcohols«[MeSH Terms] OR »alcohols«[All Fields]) AND (»Spectrum«[Journal] OR »spectrum«[All Fields]) AND (»disease«[MeSH Terms] OR »disease«[All Fields] OR »disorders«[All Fields])) OR FASD[All Fields] OR ((»ethanol«[MeSH Terms] OR »ethanol«[All Fields] OR »alcohol«[All Fields] OR »alcohols«[MeSH Terms] OR »alcohols«[All Fields]) AND (»fetal diseases«[MeSH Terms] OR (»fetal«[All Fields] AND »diseases«[All Fields]) OR »fetal diseases«[All Fields] OR »embryopathy«[All Fields])) OR (»fetal alcohol syndrome«[MeSH Terms] OR (»fetal«[All Fields] AND »alcohol«[All Fields] AND »syndrome«[All Fields]) OR »fetal alcohol syndrome«[All Fields] OR (»fetal«[All Fields] AND »alcohol«[All Fields] AND »effects«[All Fields]) OR »fetal alcohol effects«[All Fields])	5953

Recherchestrategie in Cochrane Library am 31. Oktober 2011

Nr.	Suchfrage	Anzahl
#3	#1 AND #2 from 2001 to 2011	20
#2	(developmental AND (defect OR defects OR abnormality OR abnormalities OR anomaly OR anomalies)) OR deficits OR growth deficiency OR facial phenotype OR (»central nervous system« AND (damage OR dysfunction)) OR ((cognitive OR communication OR behavioral) AND (difficulties OR disabilities)) OR adverse life outcomes OR mental health concerns OR ((fluency OR articulation) AND abilities) in Title, Abstract or Keywords or diagnostic OR diagnosis OR diagnoses OR screening in Title, Abstract or Keywords	85863
#1	fetal alcohol syndrome OR fetal alcohol related deficit OR fetal alcohol spectrum disorders OR FASD OR (alcohol AND embryopathy) OR fetal alcohol effects in Title, Abstract or Keywords	46

- Cochrane Database of Systematic Reviews (3)
- Database of Abstracts of Reviews of Effects (1)
- Cochrane Central Register of Controlled Trials (14)
- Cochrane Methodology Register (0)
- Health Technology Assessment Database (1)
- NHS Economic Evaluation Database (1)

Anzahl der Treffer insgesamt: 20

Von den Volltextpublikationen wurden im ersten Schritt alle Reviews mit Angabe einer systematischen Suchstrategie extrahiert (n=10). Zwei dieser Reviews enthielten Angaben zu allen Kriterien des FAS [1][10], die anderen zu Teilaspekten.

Im Weiteren wurden Einzelstudien zu den Themen Wachstumsstörungen (n=3), faciale Auffälligkeiten (n=5), funktionelle (n=20) und strukturelle (n=5) ZNS-Störungen (n=19) sowie Gewichtung des Alkoholkonsums der Mutter (n=1) bewertet, an denen die aktuelle Evidenzlage zu dem jeweiligen Thema verdeutlicht werden kann. Es wurden überwiegend Studien berücksichtigt, die nach dem Rechercheschlussdatum der Reviews mit Angabe systematischer Recherchestrategie publiziert wurden.

Im ersten Schritt wurden Studien mit Angabe von Testgüteparametern (z. B. Sensitivität, Spezifität) berücksichtigt (n=1 zum Kriterium »Wachstumsauffälligkeiten«, n=4 zum Kriterium »Faciale Auffälligkeiten«, n= 4 zum Kriterium »Funktionelle ZNS-Auffälligkeiten« und n=1 zur Gewichtung des Alkoholkonsums der Mutter während der Schwangerschaft). Im zweiten Schritt wurden weitere Studien eingeschlossen, die zusätzliche Aspekte der diagnostischen Kriterien abbildeten, aber nur Korrelationen oder signifikante Unterschiede von

FAS-Betroffenen im Vergleich zu Kontrollen auswiesen (n=2 zu »Wachstumsauffälligkeiten«, n=5 zu »faciale Auffälligkeiten«, n=16 zu »Funktionelle ZNS-Auffälligkeiten«, n=5 zu »Strukturelle ZNS-Auffälligkeiten«). Zu »Funktionelle ZNS-Auffälligkeiten« wurden dabei die 2010 und 2011 publizierten Studien bewertet und extrahiert. Zu »Faciale Auffälligkeiten« wurden drei Studien berücksichtigt, die vor 2001 publiziert wurden, um den Prozess der Bestimmung und später auch Messung der für FAS typischen facialen Auffälligkeiten zu verdeutlichen. Aus Ressourcengründen konnten nicht alle identifizierten Studien berücksichtigt werden.

Anhang 3: Evidenzklassifikationssystem nach Oxford (März 2009)

Level	Therapy/ Prevention, Aetiology/ Harm	Prognosis	Diagnosis	Differential diagnosis/ symptom prevalence study	Economic and decision analyses
1 a	SR (with homogeneity*) of RCTs	SR (with homogeneity*) of inception cohort studies; CDR« validated in different populations	SR (with homogeneity*) of Level 1 diagnostic studies; CDR« with 1b studies from different clinical centres	SR (with homogeneity*) of prospective cohort studies	SR (with homogeneity*) of Level 1 economic studies
1 b	Individual RCT (with narrow Confidence Interval«i)	Individual inception cohort study with > 80 % follow-up; CDR« validated in a single population	Validating** cohort study with good«« reference standards; or CDR« tested within one clinical centre	Prospective cohort study with good follow-up****	Analysis based on clinically sensible costs or alternatives; systematic review(s) of the evidence; and including multi-way sensitivity analyses
1 c	All or none§	All or none case series	Absolute SpPins and SnNouts««	All or none case-series	Absolute better-value or worse-value analyses ««««
2 a	SR (with homogeneity*) of cohort studies	SR (with homogeneity*) of either retrospective cohort studies or untreated control groups in RCTs	SR (with homogeneity*) of Level >2 diagnostic studies	SR (with homogeneity*) of 2b and better studies	SR (with homogeneity*) of Level >2 economic studies

Level	Therapy/ Prevention, Aetiology/ Harm	Prognosis	Diagnosis	Differential diagnosis/ symptom prevalence study	Economic and decision analyses
2 b	Individual cohort study (including low quality RCT; e.g., <80% follow-up)	Retrospective cohort study or follow-up of untreated control patients in an RCT; Derivation of CDR« or validated on split sample §§§ only	Exploratory** cohort study with good««« reference standards; CDR« after derivation, or validated only on split-sample §§§ or databases	Retrospective cohort study, or poor follow-up	Analysis based on clinically sensible costs or alternatives; limited review(s) of the evidence, or single studies; and including multi-way sensitivity analyses
2 c	»Outcomes« Research; Ecological studies	»Outcomes« Research		Ecological studies	Audit or outcomes research
3 a	SR (with homogeneity*) of case-control studies		SR (with homogeneity*) of 3b and better studies	SR (with homogeneity*) of 3b and better studies	SR (with homogeneity*) of 3b and better studies
3 b	Individual Case-Control Study		Non-consecutive study; or without consistently applied reference standards	Non-consecutive cohort study, or very limited population	Analysis based on limited alternatives or costs, poor quality estimates of data, but including sensitivity analyses Incorporating clinically sensible variations

Level	Therapy/ Prevention, Aetiology/ Harm	Prognosis	Diagnosis	Differential diagnosis/ symptom prevalence study	Economic and decision analyses
4	Case-series (and poor quality cohort and case-control studies§§)	Case-series (and poor quality prognostic cohort studies***)	Case-control study, poor or nonindependent reference standard	Case-series or superseded reference standards	Analysis with no sensitivity analysis
5	Expert opinion without explicit critical appraisal, or based on physiology, bench research or »first principles	Expert opinion without explicit critical appraisal, or based on physiology, bench research or »first principles	Expert opinion without explicit critical appraisal, or based on physiology, bench research or »first principles	Expert opinion without explicit critical appraisal, or based on physiology, bench research or »first principles	Expert opinion without explicit critical appraisal, or based on economic theory or »first principles«

NOTES

Users can add a minus-sign »-« to denote the level of that fails to provide a conclusive answer because: EITHER a single result with a wide Confidence Interval OR a Systematic Review with troublesome heterogeneity.

Such evidence is inconclusive, and therefore can only generate Grade D recommendations.

*	By homogeneity we mean a systematic review that is free of worrisome variations (heterogeneity) in the directions and degrees of results between individual studies. Not all systematic reviews with statistically significant heterogeneity need be worrisome, and not all worrisome heterogeneity need be statistically significant. As noted above, studies displaying worrisome heterogeneity should be tagged with a »-« at the end of their designated level.
»	Clinical Decision Rule. (These are algorithms or scoring systems that lead to a prognostic estimation or a diagnostic category.)

»i	See note above for advice on how to understand, rate and use trials or other studies with wide confidence intervals.
§	Met when all patients died before the Rx became available, but some now survive on it; or when some patients died before the Rx became available, but none now die on it.
§§	By poor quality cohort study we mean one that failed to clearly define comparison groups and/or failed to measure exposures and outcomes in the same (preferably blinded), objective way in both exposed and nonexposed individuals and/or failed to identify or appropriately control known confounders and/or failed to carry out a sufficiently long and complete follow-up of patients. By poor quality case-control study we mean one that failed to clearly define comparison groups and/or failed to measure exposures and outcomes in the same (preferably blinded), objective way in both cases and controls and/or failed to identify or appropriately control known confounders.
§§§	Split-sample validation is achieved by collecting all the information in a single tranche, then artificially dividing this into »derivation« and »validation« samples.
» »	An »Absolute SpPin« is a diagnostic finding whose Specificity is so high that a Positive result rules-in the diagnosis. An »Absolute SnNout« is a diagnostic finding whose Sensitivity is so high that a Negative result rules out the diagnosis.
»i »i	Good, better, bad and worse refer to the comparisons between treatments in terms of their clinical risks and benefits.
» » »	Good reference standards are independent of the test, and applied blindly or objectively to applied to all patients. Poor reference standards are haphazardly applied, but still independent of the test. Use of a non-independent reference standard (where the ›test‹ is included in the ›reference‹, or where the ›testing‹ affects the ›reference‹) implies a level 4 study.
» » » »	Better-value treatments are clearly as good but cheaper, or better at the same or reduced cost. Worse-value treatments are as good and more expensive, or worse and the equally or more expensive.
**	Validating studies test the quality of a specific diagnostic test, based on prior evidence. An exploratory study collects information and trawls the data (e.g. using a regression analysis) to find which factors are ›significant‹.
***	By poor quality prognostic cohort study we mean one in which sampling was biased in favour of patients who already had the target outcome, or the measurement of outcomes was accomplished in <80 % of study patients, or outcomes were determined in an unblinded, non-objective way, or there was no correction for confounding factors.

****	Good follow-up in a differential diagnosis study is >80%, with adequate time for alternative diagnoses to emerge (for example 1-6 months acute, 1 - 5 years chronic).

Oxford Centre for Evidence-based Medicine Levels of Evidence (March 2009, for definitions of terms used see glossary at http://www.cebm.net/?o=1116)

Produced by Bob Phillips, Chris Ball, Dave Sackett, Doug Badenoch, Sharon Straus, Brian Haynes, Martin Dawes since November 1998. Updated by Jeremy Howick March 2009.

Anhang 4: Eingeschlossene Studien der systematischen Literaturrecherche zum FAS (Vollbild)

(1. Teil des Leitlinienprojektes)

1. Jones KL, Smith DW, Hanson JW. The fetal alcohol syndrome: clinical delineation. Ann N Y Acad Sci 1976;273:130-9. http://www.ncbi.nlm.nih.gov/pubmed/1072341
2. Centre for Evidence Based Medicine (CEBM). Levels of Evidence. Oxford: CEBM; 2009. Available from: http://www.cebm.net/index.aspx?o=1025
3. Elliott L, Coleman K, Suebwongpat A, Norris S. Fetal Alcohol Spectrum Disorders (FASD): systematic reviews of prevention, diagnosis and management. HSAC Report 2008;1(9).
4. Astley SJ, FAS Diagnostic and Prevention Network, University of Washington. Diagnostic Guide for Fetal Alcohol Spectrum Disorder: The 4-Digit Diagnostic Code. 3rd ed. 2004 [cited: 2012 Mai 14]. Available from: http://depts.washington.edu/fasdpn/pdfs/guide2004.pdf
5. Hoyme HE, May PA, Kalberg WO, Kodituwakku P, Gossage JP, Trujillo PM, Buckley DG, Miller JH, Aragon AS, Khaole N, Viljoen DL, Jones KL, Robinson LK. A practical clinical approach to diagnosis of fetal alcohol spectrum disorders: clarification of the 1996 institute of medicine criteria. Pediatrics 2005;115(1):39-47. http://www.ncbi.nlm.nih.gov/pubmed/15629980
6. Goh YI, Chudley AE, Clarren SK, Koren G, Orrbine E, Rosales T, Rosenbaum C. Development of Canadian screening tools for fetal alcohol spectrum disorder. Can J Clin Pharmacol 2008;15(2):e344-e366. http://www.ncbi.nlm.nih.gov/pubmed/18840921
7. Geuze E, Vermetten E, Bremner JD. MR-based in vivo hippocampal volumetrics: 2. Findings in neuropsychiatric disorders. Mol Psychiatry 2005;10(2):160-84. http://www.ncbi.nlm.nih.gov/pubmed/15356639
8. Burd L, Hofer R. Biomarkers for detection of prenatal alcohol exposure: a critical review of fatty acid ethyl esters in meconium. Birth Defects Res A Clin Mol Teratol 2008;82(7):487-93. http://www.ncbi.nlm.nih.gov/pubmed/18435469
9. Abdelrahman A, Conn R. Eye abnormalities in fetal alcohol syndrome. Ulster Med J 2009;78(3):164-5. http://www.ncbi.nlm.nih.gov/pubmed/19907681
10. Mukherjee RA, Hollins S, Turk J. Fetal alcohol spectrum disorder: an overview. J R Soc Med 2006;99(6):298-302. http://www.ncbi.nlm.nih.gov/pubmed/16738372
11. Hofer R, Burd L. Review of published studies of kidney, liver, and gastrointestinal birth defects in fetal alcohol spectrum disorders. Birth Defects Res A Clin Mol Teratol 2009;85(3):179-83. http://www.ncbi.nlm.nih.gov/pubmed/19180632
12. D'Angiulli A, Grunau P, Maggi S, Herdman A. Electroencephalographic correlates of prenatal exposure to alcohol in infants and children: a review of findings and implications for neurocognitive development. Alcohol 2006;40(2):127-33. http://www.ncbi.nlm.nih.gov/pubmed/17307649

13. Momino W, Sanseverino MT, Schuler-Faccini L. Prenatal alcohol exposure as a risk factor for dysfunctional behaviors: the role of the pediatrician. J Pediatr (Rio J) 2008;84(4 Suppl):S76-S79. http://www.ncbi.nlm.nih.gov/pubmed/18758654
14. Pei JR, Rinaldi CM, Rasmussen C, Massey V, Massey D. Memory patterns of acquisition and retention of verbal and nonverbal information in children with fetal alcohol spectrum disorders. Can J Clin Pharmacol 2008;15(1):e44-e56. http://www.ncbi.nlm.nih.gov/pubmed/18192705
15. Oxman AD, Guyatt GH. Validation of an index of the quality of review articles. J Clin Epidemiol 1991;44(11):1271-8. http://www.ncbi.nlm.nih.gov/pubmed/1834807
16. Oxman AD, Guyatt GH, Singer J, Goldsmith CH, Hutchison BG, Milner RA, Streiner DL. Agreement among reviewers of review articles. J Clin Epidemiol 1991; 44(1):91-8. http://www.ncbi.nlm.nih.gov/pubmed/1824710
17. National Health and Medical Research Council (NHMRC). NHMRC additional levels of evidence and grades for recommendations for develpers of guidelines. 2009 [cited: 2012 Mai 14]. Available from: http://www.nhmrc.gov.au/_files_nhmrc/file/guidelines/developers/nhmrc_levels_grades_evidence_120423.pdf
18. Bearer CF, Jacobson JL, Jacobson SW, Barr D, Croxford J, Molteno CD, Viljoen DL, Marais AS, Chiodo LM, Cwik AS. Validation of a new biomarker of fetal exposure to alcohol. J Pediatr 2003;143(4):463-9. http://www.ncbi.nlm.nih.gov/pubmed/14571221
19. Chudley AE, Conry J, Cook JL, Loock C, Rosales T, LeBlanc N. Fetal alcohol spectrum disorder: Canadian guidelines for diagnosis. CMAJ 2005;172(5 Suppl):S1-S21. http://www.ncbi.nlm.nih.gov/pubmed/15738468
20. National Center on Birth Defects and Developmental Disabilities, Centers for Disease Control and Prevention, Department of Health and Human Services, National Task Force on Fetal Alcohol Syndrome and Fetal Alcohol Effect. Fetal Alcohol Syndrome: Guidelines for Referral and Diagnosis. 2004 [cited: 2012 Mai 14]. Available from: http://www.cdc.gov/ncbddd/fasd/documents/fas_guidelines_accessible.pdf
21. BMA Board of Science. Fetal alcohol spectrum disorders. A guide for healthcare professionals. 2007 [cited: 2012 Mai 15]. Available from: http://www.bma.org.uk/images/FetalAlcoholSpectrumDisorders_tcm41-158035.pdf
22. Peadon E, Fremantle E, Bower C, Elliott EJ. International survey of diagnostic services for children with Fetal Alcohol Spectrum Disorders. BMC Pediatr 2008;8:12. http://www.ncbi.nlm.nih.gov/pubmed/18412975
23. Astley SJ, Clarren SK. A fetal alcohol syndrome screening tool. Alcohol Clin Exp Res 1995;19(6):1565-71. www.ncbi.nlm.nih.gov/pubmed/8749828
24. Astley SJ, Clarren SK. A case definition and photographic screening tool for the facial phenotype of fetal alcohol syndrome. J Pediatr 1996;129(1):33-41. http://www.ncbi.nlm.nih.gov/pubmed/8757560
25. Astley SJ, Stachowiak J, Clarren SK, Clausen C. Application of the fetal alcohol syndrome facial photographic screening tool in a foster care population. J Pediatr 2002;141(5):712-7. http://www.ncbi.nlm.nih.gov/pubmed/12410204
26. Burd L, Cox C, Poitra B, Wentz T, Ebertowski M, Martsolf JT, Kerbeshian J, Klug MG. The FAS Screen: a rapid screening tool for fetal alcohol syndrome. Addict Biol 1999;4(3):329-36. http://www.ncbi.nlm.nih.gov/pubmed/20575800

27. Astley SJ. Canadian palpebral fissure length growth charts reflect a good fit for two school and FASD clinic-based U.S. populations. J Popul Ther Clin Pharmacol 2011;18(2):e231-e241. http://www.ncbi.nlm.nih.gov/pubmed/21576727
28. Coles CD. Fetal alcohol exposure and attention: moving beyond ADHD. Alcohol Res Health 2001;25(3):199-203. http://www.ncbi.nlm.nih.gov/pubmed/11810958
29. Klug MG, Burd L, Martsolf JT, Ebertowski M. Body mass index in fetal alcohol syndrome. Neurotoxicol Teratol 2003;25(6):689-96. http://www.ncbi.nlm.nih.gov/pubmed/14624968
30. Day NL, Leech SL, Richardson GA, Cornelius MD, Robles N, Larkby C. Prenatal alcohol exposure predicts continued deficits in offspring size at 14 years of age. Alcohol Clin Exp Res 2002;26(10):1584-91. http://www.ncbi.nlm.nih.gov/pubmed/12394293
31. Handmaker NS, Rayburn WF, Meng C, Bell JB, Rayburn BB, Rappaport VJ. Impact of alcohol exposure after pregnancy recognition on ultrasonographic fetal growth measures. Alcohol Clin Exp Res 2006;30(5):892-8. http://www.ncbi.nlm.nih.gov/pubmed/16634859
32. Clarren SK, Sampson PD, Larsen J, Donnell DJ, Barr HM, Bookstein FL, Martin DC, Streissguth AP. Facial effects of fetal alcohol exposure: assessment by photographs and morphometric analysis. Am J Med Genet 1987;26(3):651-66. http://www.ncbi.nlm.nih.gov/pubmed/3565480
33. Astley SJ, Clarren SK. Measuring the facial phenotype of individuals with prenatal alcohol exposure: correlations with brain dysfunction. Alcohol Alcohol 2001;36(2):147-59. http://www.ncbi.nlm.nih.gov/pubmed/11259212
34. Moore ES, Ward RE, Wetherill LF, Rogers JL, utti-Ramo I, Fagerlund A, Jacobson SW, Robinson LK, Hoyme HE, Mattson SN, Foroud T. Unique facial features distinguish fetal alcohol syndrome patients and controls in diverse ethnic populations. Alcohol Clin Exp Res 2007;31(10):1707-13. http://www.ncbi.nlm.nih.gov/pubmed/17850644
35. Fang S, McLaughlin J, Fang J, Huang J, utti-Ramo I, Fagerlund A, Jacobson SW, Robinson LK, Hoyme HE, Mattson SN, Riley E, Zhou F, Ward R, Moore ES, Foroud T. Automated diagnosis of fetal alcohol syndrome using 3D facial image analysis. Orthod Craniofac Res 2008;11(3):162-71. http://www.ncbi.nlm.nih.gov/pubmed/18713153
36. Astley SJ. Comparison of the 4-digit diagnostic code and the Hoyme diagnostic guidelines for fetal alcohol spectrum disorders. Pediatrics 2006;118(4):1532-45. http://www.ncbi.nlm.nih.gov/pubmed/17015544
37. Burd L, Klug MG, Li Q, Kerbeshian J, Martsolf JT. Diagnosis of fetal alcohol spectrum disorders: a validity study of the fetal alcohol syndrome checklist. Alcohol 2010;44(7-8):605-14. http://www.ncbi.nlm.nih.gov/pubmed/20053521
38. Aragon AS, Coriale G, Fiorentino D, Kalberg WO, Buckley D, Gossage JP, Ceccanti M, Mitchell ER, May PA. Neuropsychological characteristics of Italian children with fetal alcohol spectrum disorders. Alcohol Clin Exp Res 2008;32(11):1909-19. http://www.ncbi.nlm.nih.gov/pubmed/18715277
39. Astley SJ, Olson HC, Kerns K, Brooks A, Aylward EH, Coggins TE, Davies J, Dorn S, Gendler B, Jirikowic T, Kraegel P, Maravilla K, Richards T. Neuropyschological and behavioral outcomes from a comprehensive magnetic resonance study of children

with fetal alcohol spectrum disorders. Can J Clin Pharmacol 2009;16(1):e178-e201. http://www.ncbi.nlm.nih.gov/pubmed/19329824
40. Chasnoff IJ, Wells AM, Telford E, Schmidt C, Messer G. Neurodevelopmental functioning in children with FAS, pFAS, and ARND. J Dev Behav Pediatr 2010; 31(3):192-201. http://www.ncbi.nlm.nih.gov/pubmed/20375733
41. Mattson SN, Roesch SC, Fagerlund A, utti-Ramo I, Jones KL, May PA, Adnams CM, Konovalova V, Riley EP. Toward a neurobehavioral profile of fetal alcohol spectrum disorders. Alcohol Clin Exp Res 2010;34(9):1640-50. http://www.ncbi.nlm.nih.gov/pubmed/20569243
42. Vaurio L, Riley EP, Mattson SN. Neuropsychological Comparison of Children with Heavy Prenatal Alcohol Exposure and an IQ-Matched Comparison Group. J Int Neuropsychol Soc 2011;17(3):463-73. http://www.ncbi.nlm.nih.gov/pubmed/21349236
43. Bell SH, Stade B, Reynolds JN, Rasmussen C, Andrew G, Hwang PA, Carlen PL. The remarkably high prevalence of epilepsy and seizure history in fetal alcohol spectrum disorders. Alcohol Clin Exp Res 2010;34(6):1084-9. http://www.ncbi.nlm.nih.gov/pubmed/20374205
44. Simmons RW, Thomas JD, Levy SS, Riley EP. Motor response programming and movement time in children with heavy prenatal alcohol exposure. Alcohol 2010; 44(4):371-8. http://www.ncbi.nlm.nih.gov/pubmed/20598488
45. Carr JL, Agnihotri S, Keightley M. Sensory processing and adaptive behavior deficits of children across the fetal alcohol spectrum disorder continuum. Alcohol Clin Exp Res 2010;34(6):1022-32. http://www.ncbi.nlm.nih.gov/pubmed/20374212
46. Fagerlund A, utti-Ramo I, Hoyme HE, Mattson SN, Korkman M. Risk factors for behavioural problems in foetal alcohol spectrum disorders. Acta Paediatr 2011; 100(11):1481-8. http://www.ncbi.nlm.nih.gov/pubmed/21575054
47. Nash K, Koren G, Rovet J. A differential approach for examining the behavioural phenotype of fetal alcohol spectrum disorders. J Popul Ther Clin Pharmacol 2011; 18(3):e440-e453. http://www.ncbi.nlm.nih.gov/pubmed/21900707
48. Pei J, Job J, Kully-Martens K, Rasmussen C. Executive function and memory in children with Fetal Alcohol Spectrum Disorder. Child Neuropsychol 2011;17(3):290-309. http://www.ncbi.nlm.nih.gov/pubmed/21718218
49. Rasmussen C, Soleimani M, Pei J. Executive functioning and working memory deficits on the CANTAB among children with prenatal alcohol exposure. J Popul Ther Clin Pharmacol 2011;18(1):e44-e53. http://www.ncbi.nlm.nih.gov/pubmed/21289378
50. Coles CD, Platzman KA, Lynch ME, Freides D. Auditory and visual sustained attention in adolescents prenatally exposed to alcohol. Alcohol Clin Exp Res 2002; 26(2):263-71. http://www.ncbi.nlm.nih.gov/pubmed/11964567
51. Crocker N, Vaurio L, Riley EP, Mattson SN. Comparison of verbal learning and memory in children with heavy prenatal alcohol exposure or attention-deficit/hyperactivity disorder. Alcohol Clin Exp Res 2011;35(6):1114-21. http://www.ncbi.nlm.nih.gov/pubmed/21410480
52. Kooistra L, Crawford S, Gibbard B, Ramage B, Kaplan BJ. Differentiating attention deficits in children with fetal alcohol spectrum disorder or attention-deficit-hyperactivity disorder. Dev Med Child Neurol 2010;52(2):205-11. http://www.ncbi.nlm.nih.gov/pubmed/19549201

53. Kooistra L, Crawford S, Gibbard B, Kaplan BJ, Fan J. Comparing Attentional Networks in fetal alcohol spectrum disorder and the inattentive and combined subtypes of attention deficit hyperactivity disorder. Dev Neuropsychol 2011;36(5):566-77. http://www.ncbi.nlm.nih.gov/pubmed/21667361
54. Rasmussen C, Benz J, Pei J, Andrew G, Schuller G, bele-Webster L, Alton C, Lord L. The impact of an ADHD co-morbidity on the diagnosis of FASD. Can J Clin Pharmacol 2010;17(1):e165-e176. http://www.ncbi.nlm.nih.gov/pubmed/20395649
55. Thorne JC, Coggins T. A diagnostically promising technique for tallying nominal reference errors in the narratives of school-aged children with Foetal Alcohol Spectrum Disorders (FASD). Int J Lang Commun Disord 2008;1-25. http://www.ncbi.nlm.nih.gov/pubmed/18608618
56. Archibald SL, Fennema-Notestine C, Gamst A, Riley EP, Mattson SN, Jernigan TL. Brain dysmorphology in individuals with severe prenatal alcohol exposure. Dev Med Child Neurol 2001;43(3):148-54. http://www.ncbi.nlm.nih.gov/pubmed/11263683
57. Astley SJ, Aylward EH, Olson HC, Kerns K, Brooks A, Coggins TE, Davies J, Dorn S, Gendler B, Jirikowic T, Kraegel P, Maravilla K, Richards T. Magnetic resonance imaging outcomes from a comprehensive magnetic resonance study of children with fetal alcohol spectrum disorders. Alcohol Clin Exp Res 2009;33(10):1671-89. http://www.ncbi.nlm.nih.gov/pubmed/19572986
58. Bjorkquist OA, Fryer SL, Reiss AL, Mattson SN, Riley EP. Cingulate gyrus morphology in children and adolescents with fetal alcohol spectrum disorders. Psychiatry Res 2010;181(2):101-7. http://www.ncbi.nlm.nih.gov/pubmed/20080394
59. Sowell ER, Mattson SN, Kan E, Thompson PM, Riley EP, Toga AW. Abnormal cortical thickness and brain-behavior correlation patterns in individuals with heavy prenatal alcohol exposure. Cereb Cortex 2008;18(1):136-44. http://www.ncbi.nlm.nih.gov/pubmed/17443018
60. Yang Y, Roussotte F, Kan E, Sulik KK, Mattson SN, Riley EP, Jones KL, Adnams CM, May PA, O'Connor MJ, Narr KL, Sowell ER. Abnormal Cortical Thickness Alterations in Fetal Alcohol Spectrum Disorders and Their Relationships with Facial Dysmorphology. Cereb Cortex 2011. http://www.ncbi.nlm.nih.gov/pubmed/21799209
61. Pei J, Denys K, Hughes J, Rasmussen C. Mental health issues in fetal alcohol spectrum disorder. J Ment Health 2011;20(5):438-48. http://www.ncbi.nlm.nih.gov/pubmed/21780939
62. Clarren SK, Chudley AE, Wong L, Friesen J, Brant R. Normal distribution of palpebral fissure lengths in Canadian school age children. Can J Clin Pharmacol 2010;17(1):e67-e78. http://www.ncbi.nlm.nih.gov/pubmed/20147771

Anhang 5: Methodik systematische Literaturrecherche – Diagnostische Kriterien des pFAS, der ARND und der ARBD

Für die Sichtung der Abstracts im Rahmen der systematischen Literaturrecherche wurden prospektiv Ein- und Ausschlusskriterien festgelegt:

Einschlusskriterien

Population	**Kinder und Jugendliche (< 18 Jahre) mit FASD**
Intervention	Diagnostische Tests zu den folgenden Kriterien: • Wachstumsauffälligkeiten • Faziale Auffälligkeiten • ZNS-Auffälligkeiten • Alkoholkonsum der Mutter während der Schwangerschaft
Kontrolle	Gesunde Kinder/Jugendliche Kinder/Jugendliche mit einer diagnostizierten anderen neuropsychologischen Störung (z. B. ADHS)
Endpunkte	Einzelne Zielgrößen wurden nicht festgelegt. Allgemeine Zielgröße war die Sicherheit der diagnostischen Diskriminierung der eingesetzten Testverfahren im Hinblick auf die Diagnose Fetale Alkoholspektrumstörung FASD.
Studientypen	Einschluss von randomisierten kontrollierten Studien, Kohortenstudien, Fall-Kontrollstudien bzw. Fallserien (>10 Patienten) bzw. systematische Reviews/Metaanalysen dieser Studien sowie narrativen Reviews
Sprachen	Englisch, Deutsch

Ausschlusskriterien auf Abstrakt- und Volltextebene

A1	andere Erkrankung
A2	Studien an Tieren/in vitro/intrauterin
A3	anderes Thema (nicht Diagnose FASD)

A4	Methodik der Publikation (z. B. Kommentar, Fallbericht, kein Abstract)
A5	Alter der Probanden überwiegend >18 Jahre (mehr als 80 %)
A6	Andere Sprache als Englisch und Deutsch

Bezüglich der einzuschließenden Studientypen wurden alle Studien bei der initialen Recherche zugelassen, bei der Abstract- und Volltextsichtung aber Kommentare und Fallberichte ausgeschlossen (siehe Ein- und Ausschlusskriterien).

Die Literatur wurde bewertet, indem die Studien in folgende Kategorien eingeteilt wurden:

Einzelstudien:

- prospektiv
- retrospektiv
- explorativ
- validierend

Reviews:

- narrativ
- systematisch

Folgende Datenbank wurde für die systematische Suche genutzt:
PubMed (Internetportal der National Library of Medicine) (http://www.pubmed.org)

Die Recherche zur Diagnostik FASD umfasste den Zeitraum von 01.11.2011 bis 01.07.2016. Der Zeitraum von 01.01.2001 bis 31.10.2011 wurde bei der systematischen Literaturrecherche zum FAS erfasst.

Die systematische Recherche zu pFAS, ARND und ARBD in Pubmed ergab insgesamt 365 Treffer.

Nach Sichtung von Titel und Abstract der identifizierten Publikationen wurden insgesamt 107 Publikationen eingeschlossen und zur Volltextsichtung bestellt. Die Volltexte wurden fünf verschiedenen Themenbereichen (Wachstumsauffälligkeiten, faciale Auffälligkeiten, funktionelle ZNS-Auffälligkeiten, strukturelle ZNS-Auffälligkeiten, Alkoholkonsum der Mutter) zugeordnet und dann nach den festgelegten Ausschlusskriterien gesichtet. Die Sichtung der Volltexte führte zum Ausschluss von 49 weiteren Publikationen, sodass insgesamt 58 Publikationen zur Bewertung eingeschlossen wurden (▶ Abb. Anhang 5).

Anhang 5: Methodik systematische Literaturrecherche

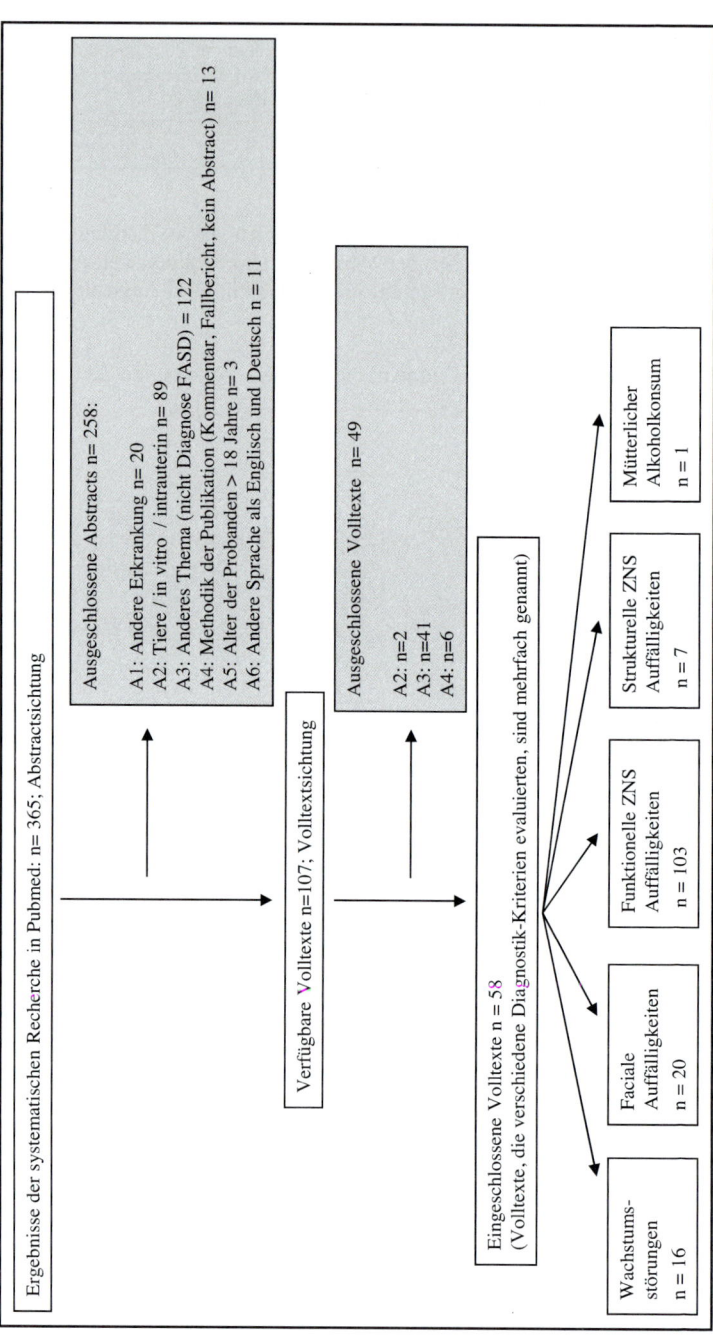

Abb. Anhang 5: Ablauf der systematischen Literaturrecherche zum pFAS, zur ARND und zu den ARBD

Suchkriterien in Pubmed

((»foetal alcohol syndrome«[All Fields] OR »fetal alcohol spectrum disorders«[MeSH Terms] OR (»fetal«[All Fields] AND »alcohol«[All Fields] AND »spectrum«[All Fields] AND »disorders«[All Fields]) OR »fetal alcohol spectrum disorders«[All Fields] OR (»fetal«[All Fields] AND »alcohol«[All Fields] AND »syndrome«[All Fields]) OR »fetal alcohol syndrome«[All Fields]) OR (»fetal alcohol spectrum disorders«[MeSH Terms] OR (»fetal«[All Fields] AND »alcohol«[All Fields] AND »spectrum«[All Fields] AND »disorders«[All Fields]) OR »fetal alcohol spectrum disorders«[All Fields] OR (»fetal«[All Fields] AND »alcohol«[All Fields] AND »spectrum«[All Fields] AND »disorder«[All Fields]) OR »fetal alcohol spectrum disorder«[All Fields])) AND ((»diagnosis«[MeSH Terms] OR »diagnosis«[All Fields] OR »diagnostic«[All Fields]) OR (»diagnosis«[Subheading] OR »diagnosis«[All Fields] OR »diagnosis«[MeSH Terms])) AND (»2011/11/01«[PDAT] : »3000«[PDAT])

Result:	
365	
Translations	
fetal alcohol syndrome	»foetal alcohol syndrome«[All Fields] OR »fetal alcohol spectrum disorders«[MeSH Terms] OR (»fetal«[All Fields] AND »alcohol«[All Fields] AND »spectrum«[All Fields] AND »disorders«[All Fields]) OR »fetal alcohol spectrum disorders«[All Fields] OR (»fetal«[All Fields] AND »alcohol«[All Fields] AND »syndrome«[All Fields]) OR »fetal alcohol syndrome«[All Fields]
fetal alcohol spectrum disorder	»fetal alcohol spectrum disorders«[MeSH Terms] OR (»fetal«[All Fields] AND »alcohol«[All Fields] AND »spectrum«[All Fields] AND »disorders«[All Fields]) OR »fetal alcohol spectrum disorders«[All Fields] OR (»fetal«[All Fields] AND »alcohol«[All Fields] AND »spectrum«[All Fields] AND »disorder«[All Fields]) OR »fetal alcohol spectrum disorder«[All Fields]
diagnostic	»diagnosis«[MeSH Terms] OR »diagnosis«[All Fields] OR »diagnostic«[All Fields]
diagnosis	»diagnosis«[Subheading] OR »diagnosis«[All Fields] OR »diagnosis«[MeSH Terms]

Database:
PubMed
User query:
((fetal alcohol syndrome) OR fetal alcohol spectrum disorder) AND ((diagnostic) OR diagnosis) AND (»2011/11/01«[Date - Publication] : »3000«[Date - Publication])

Die methodische Evaluation der Volltextpublikationen ergab folgende Ergebnisse:

Einzelstudien:

- prospektiv, explorativ: n=37
- prospektiv, validierend: n=1
- retrospektiv, explorativ: n=8
- retrospektiv, validierend: n=0

Reviews:

- narrativ: n=5
- systematisch: n=7

Im Weiteren wurden die Studien in die Themen Wachstumsstörungen (n=16), faciale Auffälligkeiten (n=20), funktionelle (n=103) und strukturelle (n=7) ZNS-Störungen sowie Gewichtung des Alkoholkonsums der Mutter (n=1) eingeteilt und die darin beschriebenen diagnostischen Kriterien (in Originalsprache und –nomenklatur) der Anzahl der bestätigenden Studien zugeordnet.

Evidenz der diagnostischen Kriterien, resultierend aus den eingeschlossenen Studien (Artikel, die verschiedene Diagnostik-Kriterien beinhalten, sind mehrfach genannt):

1. Diagnostik-Säule: Wachstumsauffälligkeiten

Reduced Hight: n=8
Reduced Weight/BMI: n=8
Total: n=16

2. Diagnostik-Säule: Faciale Auffälligkeiten

Short palpebral fissure length: n=7
Smooth philtrum: n=6
Thin upper lip: n=7
Total: n=20

3. Diagnostik-Säule: ZNS-Auffälligkeiten

Funktionelle Beeinträchtigungen in:
Social behavior/adaptive behavior/social skills: n=16
Encoding/Learning/memory: n=16
Executive functions: n=12
IQ/cognition: n=12
Attention: n=11
Language: n=9
Spatial-visual skills (partly mixed with memory): n=6
Coordination/motor performance: n=5
Fine motor skills/graphomotorics: n=4
Maths: n=4
Sensoric: n=3
Inhibition: n=1
Reading/Writing: n=1
Sleep: n=1
Seizures: n=2
Total: n=103

Strukturelle Beeinträchtigungen:
Head circumference: n=7
Total: n=7

4. Säule: Mütterlicher Alkoholkonsum in der Schwangerschaft:

Bei Alkoholkrankheit der Mutter sicherere Diagnose: n=1
Total: n=1

Anhang 6: Eingeschlossene Studien der systematischen Literaturrecherche zum pFAS, zur ARND und zu den ARBD

(2. Teil des Leitlinienprojektes)

1. Khoury JE(1), Milligan K, Girard TA. Executive Functioning in Children and Adolescents Prenatally Exposed to Alcohol: A Meta-Analytic Review. Neuropsychol Rev. 2015 Jun;25(2):149-70. doi: 10.1007/s11065-015-9289-6.
2. Lewis CE(1), Thomas KG, Dodge NC, Molteno CD, Meintjes EM, Jacobson JL, Jacobson SW. Verbal learning and memory impairment in children with fetal alcohol spectrum disorders. Alcohol Clin Exp Res. 2015 Apr;39(4):724-32. doi: 10.1111/acer.12671.
3. Raldiris TL(1), Bowers TG(2), Towsey C(1). Comparisons of Intelligence and Behavior in Children With Fetal Alcohol Spectrum Disorder and ADHD. J Atten Disord. 2014 Dec 18. pii: 1087054714563792.
4. Han JY(1), Kwon HJ(2), Ha M(3), Paik KC(4), Lim MH(4), Gyu Lee S(5), Yoo SJ(6), Kim EJ(6). The effects of prenatal exposure to alcohol and environmental tobacco smoke on risk for ADHD: a large population-based study. Psychiatry Res. 2015 Jan 30;225(1-2):164-8. doi: 10.1016/j.psychres.2014.11.009.
5. May PA(1), Baete A(2), Russo J(2), Elliott AJ(3), Blankenship J(4), Kalberg WO(4), Buckley D(4), Brooks M(4), Hasken J(5), Abdul-Rahman O(6), Adam MP(7), Robinson LK(8), Manning M(9), Hoyme HE(3). Prevalence and characteristics of fetal alcohol spectrum disorders. Pediatrics. 2014 Nov;134(5):855-66. doi: 10.1542/peds.2013-3319.
6. Doney R(1), Lucas BR, Jones T, Howat P, Sauer K, Elliott EJ. Fine motor skills in children with prenatal alcohol exposure or fetal alcohol spectrum disorder. J Dev Behav Pediatr. 2014 Nov-Dec;35(9):598-609. doi: 10.1097/DBP.0000000000000107.
7. Boseck JJ(1), Davis AS, Cassady JC, Finch WH, Gelder BC. Cognitive and Adaptive Skill Profile Differences in Children With Attention-Deficit Hyperactivity Disorder With and Without Comorbid Fetal Alcohol Spectrum Disorder. Appl Neuropsychol Child. 2014 Oct 15:1-7.
8. Kalberg WO(1), May PA(2), Blankenship J(1), Buckley D(1), Gossage JP(1), Adnams CM(3). A Practical Testing Battery to Measure Neurobehavioral Ability among Children with FASD. Int J Alcohol Drug Res. 2013 Nov 26;2(3):51-60.
9. Bakoyiannis I, Gkioka E, Pergialiotis V, Mastroleon I, Prodromidou A, Vlachos GD, Perrea D. Fetal alcohol spectrum disorders and cognitive functions of young children. Rev Neurosci. 2014;25(5):631-9. doi: 10.1515/revneuro-2014-0029.
10. Dörrie N(1), Föcker M, Freunscht I, Hebebrand J. Fetal alcohol spectrum disorders. Eur Child Adolesc Psychiatry. 2014 Oct;23(10):863-75. doi:10.1007/s00787-014-0571-6.
11. Lucas BR(1), Latimer J(2), Pinto RZ(3), Ferreira ML(2), Doney R(4), Lau M(2), Jones T(5), Dries D(6), Elliott EJ(7). Gross motor deficits in children prenatally exposed to

alcohol: a meta-analysis. Pediatrics. 2014 Jul;134(1):e192-209. doi: 10.1542/peds. 2013-3733.
12. Bell JC(1), Raynes-Greenow C, Turner RM, Bower C, Nassar N, O'Leary CM. Maternal alcohol consumption during pregnancy and the risk of orofacial clefts in infants: a systematic review and meta-analysis. Paediatr Perinat Epidemiol. 2014 Jul;28(4):322-32. doi: 10.1111/ppe.12131.
13. Hemington KS(1), Reynolds JN(2). Electroencephalographic correlates of working memory deficits in children with Fetal Alcohol Spectrum Disorder using a single-electrode pair recording device. Clin Neurophysiol. 2014 Dec;125(12):2364-71. doi: 10.1016/j.clinph.2014.03.025.
14. Ware AL(1), Glass L, Crocker N, Deweese BN, Coles CD, Kable JA, May PA, Kalberg WO, Sowell ER, Jones KL, Riley EP, Mattson SN; CIFASD. Effects of prenatal alcohol exposure and attention-deficit/hyperactivity disorder on adaptive functioning. Alcohol Clin Exp Res. 2014 May;38(5):1439-47. doi: 10.1111/acer.12376.
15. Lane KA(1), Stewart J(1), Fernandes T(1), Russo N(2), Enns JT(3), Burack JA(1). Complexities in understanding attentional functioning among children with fetal alcohol spectrum disorder. Front Hum Neurosci. 2014 Mar 7;8:119. doi: 10.3389/fnhum.2014.00119.
16. Pearton JL(1), Ramugondo E, Cloete L, Cordier R. Playfulness and prenatal alcohol exposure: a comparative study. Aust Occup Ther J. 2014 Aug;61(4):259-67. doi: 10.1111/1440-1630.12118.
17. Glass L(1), Graham DM(2), Deweese BN(3), Jones KL(4), Riley EP(5), Mattson SN (6). Correspondence of parent report and laboratory measures of inattention and hyperactivity in children with heavy prenatal alcohol exposure. Neurotoxicol Teratol. 2014 Mar-Apr;42:43-50. doi: 10.1016/j.ntt.2014.01.007.
18. Dudek J(1), Skocic J(2), Sheard E(2), Rovet J(1). Hippocampal abnormalities in youth with alcohol-related neurodevelopmental disorder. J Int Neuropsychol Soc. 2014 Feb;20(2):181-91. doi: 10.1017/S1355617713001343.
19. Brennan D, Giles S(1). Ocular involvement in fetal alcohol spectrum disorder: a review. Curr Pharm Des. 2014;20(34):5377-87.
20. Paolozza A(1), Rasmussen C(2), Pei J(2), Hanlon-Dearman A(3), Nikkel SM(4), Andrew G(5), McFarlane A(6), Samdup D(1), Reynolds JN(7). Working memory and visuospatial deficits correlate with oculomotor control in children with fetal alcohol spectrum disorder. Behav Brain Res. 2014 Apr 15;263:70-9. doi: 10.1016/j.bbr.2014.01.024.
21. Coriale G, Fiorentino D, Di Lauro F, Marchitelli R, Scalese B, Fiore M, Maviglia M, Ceccanti M. Fetal Alcohol Spectrum Disorder (FASD): neurobehavioral profile, indications for diagnosis and treatment. Riv Psichiatr. 2013 Sep-Oct;48(5):359-69. doi: 10.1708/1356.15062.
22. Landgraf MN(1), Nothacker M, Kopp IB, Heinen F. The diagnosis of fetal alcohol syndrome. Dtsch Arztebl Int. 2013 Oct;110(42):703-10. doi: 10.3238/arztebl.2013.0703.
23. Paolozza A(1), Rasmussen C(2), Pei J(2), Hanlon-Dearman A(3), Nikkel SM(4), Andrew G(5), McFarlane A(6), Samdup D(1), Reynolds JN(7). Deficits in response inhibition correlate with oculomotor control in children with fetal alcohol spectrum disorder and prenatal alcohol exposure. Behav Brain Res. 2014 Feb 1;259:97-105. doi: 10.1016/j.bbr.2013.10.040.

24. Breiner P, Nulman I, Koren G. Identifying the neurobehavioral phenotype of fetal alcohol spectrum disorder in young children. J Popul Ther Clin Pharmacol. 2013; 20(3):e334-9.
25. Jirikowic TL, McCoy SW, Lubetzky-Vilnai A, Price R, Ciol MA, Kartin D, Hsu LY, Gendler B, Astley SJ. Sensory control of balance: a comparison of children with fetal alcohol spectrum disorders to children with typical development. J Popul Ther Clin Pharmacol. 2013;20(3):e212-28.
26. Watkins RE(1), Elliott EJ, Wilkins A, Mutch RC, Fitzpatrick JP, Payne JM, O'Leary CM, Jones HM, Latimer J, Hayes L, Halliday J, D'Antoine H, Miers S, Russell E, Burns L, McKenzie A, Peadon E, Carter M, Bower C. Recommendations from a consensus development workshop on the diagnosis of fetal alcohol spectrum disorders in Australia. BMC Pediatr. 2013 Oct 2;13:156. doi: 10.1186/1471-2431-13-156.
27. Duval-White CJ(1), Jirikowic T, Rios D, Deitz J, Olson HC. Functional handwriting performance in school-age children with fetal alcohol spectrum disorders. Am J Occup Ther. 2013 Sep-Oct;67(5):534-42. doi: 10.5014/ajot.2013.008243.
28. Williams L(1), Jackson CP, Choe N, Pelland L, Scott SH, Reynolds JN. Sensory-motor deficits in children with fetal alcohol spectrum disorder assessed using a robotic virtual reality platform. Alcohol Clin Exp Res. 2014 Jan;38(1):116-25. doi: 10.1111/acer.12225.
29. O'Leary CM(1), Elliott EJ, Nassar N, Bower C. Exploring the potential to use data linkage for investigating the relationship between birth defects and prenatal alcohol exposure. Birth Defects Res A Clin Mol Teratol. 2013 Jul;97(7):497-504. doi:10.1002/bdra.23142.
30. O'Leary CM(1), Taylor C, Zubrick SR, Kurinczuk JJ, Bower C. Prenatal alcohol exposure and educational achievement in children aged 8-9 years. Pediatrics. 2013 Aug;132(2):e468-75. doi: 10.1542/peds.2012-3002.
31. Hansen KD(1), Jirikowic T. A comparison of the sensory profile and sensory processing measure home form for children with fetal alcohol spectrum disorders. Phys Occup Ther Pediatr. 2013 Nov;33(4):440-52. doi:10.3109/01942638.2013.791914.
32. Gummel K(1), Ygge J. Ophthalmologic findings in Russian children with fetal alcohol syndrome. Eur J Ophthalmol. 2013 May 3;23(6):823-830. doi: 10.5301/ejo.5000296.
33. Landgraf MN(1), Nothacker M, Heinen F. Diagnosis of fetal alcohol syndrome (FAS): German guideline version 2013. Eur J Paediatr Neurol. 2013 Sep;17(5):437-46. doi: 10.1016/j.ejpn.2013.03.008.
34. Paolozza A(1), Titman R, Brien D, Munoz DP, Reynolds JN. Altered accuracy of saccadic eye movements in children with fetal alcohol spectrum disorder. Alcohol Clin Exp Res. 2013 Sep;37(9):1491-8. doi: 10.1111/acer.12119.
35. O'Leary CM(1), Slack-Smith LM. Dental hospital admissions in the children of mothers with an alcohol-related diagnosis: a population-based, data-linkage study. J Pediatr. 2013 Aug;163(2):515-520.e1. doi: 10.1016/j.jpeds.2013.02.020.
36. Stevens SA(1), Nash K, Fantus E, Nulman I, Rovet J, Koren G. Towards identifying a characteristic neuropsychological profile for fetal alcohol spectrum disorders. 2. Specific caregiver-and teacher-rating. J Popul Ther Clin Pharmacol. 2013;20(1):e53-62.
37. Nash K(1), Stevens S, Rovet J, Fantus E, Nulman I, Sorbara D, Koren G. Towards identifying a characteristic neuropsychological profile for fetal alcohol spectrum disorders. 1. Analysis of the Motherisk FASD clinic. J Popul Ther Clin Pharmacol. 2013;20(1):e44-52.

38. Suttie M(1), Foroud T, Wetherill L, Jacobson JL, Molteno CD, Meintjes EM, Hoyme HE, Khaole N, Robinson LK, Riley EP, Jacobson SW, Hammond P. Facial dysmorphism across the fetal alcohol spectrum. Pediatrics. 2013 Mar;131(3):e779-88. doi: 10.1542/peds.2012-1371.
39. O'Leary C(1), Leonard H, Bourke J, D'Antoine H, Bartu A, Bower C. Intellectual disability: population-based estimates of the proportion attributable to maternal alcohol use disorder during pregnancy. Dev Med Child Neurol. 2013 Mar;55(3):271-7. doi: 10.1111/dmcn.12029.
40. Lebel C(1), Mattson SN, Riley EP, Jones KL, Adnams CM, May PA, Bookheimer SY, O'Connor MJ, Narr KL, Kan E, Abaryan Z, Sowell ER. A longitudinal study of the long-term consequences of drinking during pregnancy: heavy in utero alcohol exposure disrupts the normal processes of brain development. J Neurosci. 2012 Oct 31;32(44):15243-51. doi: 10.1523/JNEUROSCI.1161-12.2012.
41. O'Brien JW(1), Norman AL, Fryer SL, Tapert SF, Paulus MP, Jones KL, Riley EP, Mattson SN. Effect of predictive cuing on response inhibition in children with heavy prenatal alcohol exposure. Alcohol Clin Exp Res. 2013 Apr;37(4):644-54. doi: 10.1111/acer.12017.
42. Norman AL(1), O'Brien JW, Spadoni AD, Tapert SF, Jones KL, Riley EP, Mattson SN. A functional magnetic resonance imaging study of spatial working memory in children with prenatal alcohol exposure: contribution of familial history of alcohol use disorders. Alcohol Clin Exp Res. 2013 Jan;37(1):132-40. doi:10.1111/j.1530-0277.2012.01880.x.
43. Carter RC(1), Jacobson JL, Sokol RJ, Avison MJ, Jacobson SW. Fetal alcohol-related growth restriction from birth through young adulthood and moderating effects of maternal prepregnancy weight. Alcohol Clin Exp Res. 2013 Mar;37(3):452-62. doi:10.1111/j.1530-0277.2012.01940.x.
44. Mattson SN(1), Roesch SC, Glass L, Deweese BN, Coles CD, Kable JA, May PA, Kalberg WO, Sowell ER, Adnams CM, Jones KL, Riley EP; CIFASD. Further development of a neurobehavioral profile of fetal alcohol spectrum disorders. Alcohol Clin Exp Res. 2013 Mar;37(3):517-28. doi:10.1111/j.1530-0277.2012.01952.x.
45. Malisza KL(1), Buss JL, Bolster RB, de Gervai PD, Woods-Frohlich L, Summers R, Clancy CA, Chudley AE, Longstaffe S. Comparison of spatial working memory in children with prenatal alcohol exposure and those diagnosed with ADHD; A functional magnetic resonance imaging study. J Neurodev Disord. 2012 May 18;4(1):12. doi: 10.1186/1866-1955-4-12.
46. Quattlebaum JL(1), O'Connor MJ. Higher functioning children with prenatal alcohol exposure: is there a specific neurocognitive profile? Child Neuropsychol. 2013; 19(6):561-78. doi: 10.1080/09297049.2012.713466.
47. Carter RC(1), Jacobson JL, Molteno CD, Jiang H, Meintjes EM, Jacobson SW, Duggan C. Effects of heavy prenatal alcohol exposure and iron deficiency anemia on child growth and body composition through age 9 years. Alcohol Clin Exp Res. 2012 Nov;36(11):1973-82. doi:10.1111/j.1530-0277.2012.01810.x.
48. Chen ML(1), Olson HC, Picciano JF, Starr JR, Owens J. Sleep problems in children with fetal alcohol spectrum disorders. J Clin Sleep Med. 2012 Aug 15;8(4):421-9. doi: 10.5664/jcsm.2038.
49. Kuehn D(1), Aros S, Cassorla F, Avaria M, Unanue N, Henriquez C, Kleinsteuber K, Conca B, Avila A, Carter TC, Conley MR, Troendle J, Mills JL. A prospective cohort

study of the prevalence of growth, facial, and central nervous system abnormalities in children with heavy prenatal alcohol exposure. Alcohol Clin Exp Res. 2012 Oct; 36(10):1811-9. doi:10.1111/j.1530-0277.2012.01794.x.
50. Douzgou S(1), Breen C, Crow YJ, Chandler K, Metcalfe K, Jones E, Kerr B, Clayton-Smith J. Diagnosing fetal alcohol syndrome: new insights from newer genetic technologies. Arch Dis Child. 2012 Sep;97(9):812-7. doi: 10.1136/archdischild-2012-302125.
51. Ware AL(1), Crocker N, O'Brien JW, Deweese BN, Roesch SC, Coles CD, Kable JA, MayPA, Kalberg WO, Sowell ER, Jones KL, Riley EP, Mattson SN; CIFASD. Executive function predicts adaptive behavior in children with histories of heavy prenatal alcohol exposure and attention-deficit/hyperactivity disorder. Alcohol Clin Exp Res. 2012 Aug;36(8):1431-41. doi:10.1111/j.1530-0277.2011.01718.x.
52. Abele-Webster LA(1), Magill-Evans JE, Pei JR. Sensory processing and ADHD in children with fetal alcohol spectrum disorder. Can J Occup Ther. 2012 Feb;79(1):60-3.
53. Alex K(1), Feldmann R. Children and adolescents with fetal alcohol syndrome (FAS): better social and emotional integration after early diagnosis. Klin Padiatr. 2012 Mar;224(2):66-71. doi: 10.1055/s-0031-1299682.
54. Fagerlund Å(1), Autti-Rämö I, Kalland M, Santtila P, Hoyme HE, Mattson SN, Korkman M. Adaptive behaviour in children and adolescents with foetal alcohol spectrum disorders: a comparison with specific learning disability and typical development. Eur Child Adolesc Psychiatry. 2012 Apr;21(4):221-31. doi:10.1007/s00787-012-0256-y.
55. Feldman HS(1), Jones KL, Lindsay S, Slymen D, Klonoff-Cohen H, Kao K, Rao S, Chambers C. Prenatal alcohol exposure patterns and alcohol-related birth defects and growth deficiencies: a prospective study. Alcohol Clin Exp Res. 2012 Apr; 36(4):670-6. doi:10.1111/j.1530-0277.2011.01664.x.
56. Yang Y(1), Phillips OR, Kan E, Sulik KK, Mattson SN, Riley EP, Jones KL, Adnams CM, May PA, O'Connor MJ, Narr KL, Sowell ER. Callosal thickness reductions relate to facial dysmorphology in fetal alcohol spectrum disorders. Alcohol Clin Exp Res. 2012 May;36(5):798-806. doi:10.1111/j.1530-0277.2011.01679.x.
57. Kully-Martens K(1), Denys K, Treit S, Tamana S, Rasmussen C. A review of social skills deficits in individuals with fetal alcohol spectrum disorders and prenatal alcohol exposure: profiles, mechanisms, and interventions. Alcohol Clin Exp Res. 2012 Apr; 36(4):568-76. doi:10.1111/j.1530-0277.2011.01661.x.
58. Fagerlund A(1), Autti-Rämö I, Hoyme HE, Mattson SN, Korkman M. Risk factors for behavioural problems in foetal alcohol spectrum disorders. Acta Paediatr. 2011 Nov;100(11):1481-8. doi: 10.1111/j.1651-2227.2011.02354.x.

Anhang 7: Vorgeschlagene neuropsychologische Diagnostik bei Kindern und Jugendlichen mit Verdacht auf FASD

Erarbeitet von Dipl.-Psych. Penelope Thomas, Dipl.-Psych. Jessica Wagner und Dr. med. Dipl.-Psych. Mirjam N. Landgraf

Testverfahren	Abkürzung	Altersbereich
Intelligenz/kognitive Leistungsfähigkeit		
Snijders-Oomen Non-verbaler Intelligenztest	SON-R 2 ½–7 SON-R 5 ½–17	2;6–7;0 Jahre 5;6–17;0 Jahre
Wechsler Preschool and Primary Scale of Intelligence –Third Edition – Deutsche Version	WPSSI-III	3;0–7;2 Jahre
Wechsler Intelligence Scale for Children – Fourth Edition – Deutsche Version	WISC-IV	6;0–16;11 Jahre
Wechsler-Intelligenztest für Erwachsene	WIE	16;0–89;0 Jahre
Entwicklung		
Klinisch-entwicklungsneurologische Beurteilung:		
Bayley Scales of Infant Development II	BSID II	1–24 Monate
Bayley Scales of Infant and Toddler Development III	BSID III	1–24 Monate
Sprache		
Subtests »Wortschatz-Test« und »Gemeinsamkeiten finden« (WPSSI, WISC, WIE)	WPSSI-III WISC-IV WIE	3;0–7;2 Jahre 6;0–16;11 Jahre 16;0–89;0 Jahre
Skala »Sprachverständnis« (WPSSI, WISC, WIE)	WPSSI-III WISC-IV WIE	3;0–7;2 Jahre 6;0–16;11 Jahre 16;0–89;0 Jahre
Sprachentwicklungstest für zweijährige Kinder	SETK-2	2;0–2;11 Jahre

Testverfahren	Abkürzung	Altersbereich
Sprachentwicklungstest für drei- bis fünfjährige Kinder	SETK 3–5	3;0–5;11 Jahre
Sprachstandserhebungstest für Fünf- bis Zehnjährige SET 5–10	SET 5–10	5;0–10;11 Jahre
Fein-/Graphomotorik und grobmotorische Koordination		
Klinisch-neurologische Beurteilung		
Movement Assessment Battery for Children	M-ABC-2	3;0–16;11 Jahre
Zürcher Neuromotorik		5;0–18;11 Jahre
Räumlich-visuelle Wahrnehmung und Räumlich-konstruktive Fähigkeiten		
Developmental Test of Visual Perception	DTVP-2	4;0–10;11 Jahre
Developmental Test of Visual Perception (Adolescent and Adult)	DTVP-A	11;0–75;0 Jahre
Abzeichentest für Kinder	ATK	7;0–12;0 Jahre
Rey Complex Figure Test and Recognition Trial	RCFT	6;0–89 Jahre
Subtests »Mosaik-Test« (SON-R, WPSSI, WISC, WIE), »Figuren legen« (WPSSI, WISC, WIE)	SON-R WPSSI WISC WIE	2;6–7;0 Jahre 3;0–7;2 Jahre 6;0–16;11 Jahre 16;0–89;0 Jahre
Lern- und Merkfähigkeit		
Verbaler Lern- und Merkfähigkeitstest	VLMT	6;0–79;0 Jahre
Merk- und Lernfähigkeitstest für 6- bis 16-Jährige	Basic MLT	6;0–16;11 Jahre
Skala »Arbeits-gedächtnis«(WISC)	WISC	6;0–16;11 Jahre
Exekutive Funktionen		
Testbatterie zur Aufmerksamkeitsprüfung (Untertests: GoNogo; Arbeitsgedächtnis; Flexibilität; Inkompatibilität)	TAP	6;0–90;0 Jahre

Anhang 7: Vorgeschlagene neuropsychologische Diagnostik bei Kindern

Testverfahren	Abkürzung	Altersbereich
Testbatterie zur Aufmerksamkeitsprüfung für Kinder (Untertests: GoNogo; Arbeitsgedächtnis; Flexibilität; Inkompatibilität)	KITAP	6;0–10;0 Jahre
Regensburger Wortflüssigkeitstest	RWT	8;0–15;0 Jahre und ab 18;0 Jahre
Turm von London-Deutsche Version	TL-D	6;0–15;0 Jahre und ab 18;0 Jahre
Wisconsin Card Sorting Test	WCST	6;5–89;0 Jahre
Behavioral Assessment of the Dysexecutive Syndrome	BADS	16;0–87;0 Jahre
Behavioral Assessment of the Dysexecutive Syndrome (in children)	BADS-C	8;0–15;11 Jahre
Rechenfertigkeiten		
Deutscher Mathematiktest		
	DEMAT 1+	Ende der 1. Klasse bis Anfang der 2. Klasse
	DEMAT 2+	Ende der 2. Klasse bis Anfang der 3. Klasse
	DEMAT 3+	letzte 6 Wochen der 3. Klasse bis erste 6 Wochen der 4. Klasse
	DEMAT 4+	3 Wochen vor und nach Halbjahr der 4. Klasse bis 6 Wochen vor Ende der 4. Klasse
Testverfahren zur Dyskalkulie bei Kindern		
	ZAREKI-K	5;0–7,5 Jahre
	ZAREKI-R	6;6–13,5 Jahre

Anhang 7: Vorgeschlagene neuropsychologische Diagnostik bei Kindern

Testverfahren	Abkürzung	Altersbereich
Aufmerksamkeit		
d2-Aufmersamkeits-Belastungstest	d2	9;0–60;0 Jahre
Testbatterie zur Aufmerksamkeitsprüfung (Untertests: Alertness, Daueraufmerksamkeit, geteilte Aufmerksamkeit)	TAP	6;0–90;0 Jahre
Testbatterie zur Aufmerksamkeitsprüfung für Kinder (Untertests: Alertness, Daueraufmerksamkeit, geteilte Aufmerksamkeit)	KITAP	6;0–10;0 Jahre
Fremd- und Selbst-beurteilungsbögen zum Störungsbereich ADHS aus dem »Diagnostik-System für psychische Störungen nach ICD-10 und DSM-IV für Kinder und Jugendliche II« (DISYPS)	FBB-ADHS SBB-ADHS	3;0–17;11 Jahre 11;0–17;11 Jahre
Intelligence and Development Scales (Untertest »Aufmerksamkeit selektiv«)	IDS	5;0–10;11 Jahre
Durchstreichtest vom Wechsler Intelligence Scale for Children – Fourth Edition – Deutsche Version	WISC-IV	6;0–16;11 Jahre
Soziale Fertigkeiten und Verhalten		
Elternfragebogen über das Verhalten von Kindern und Jugendlichen = Child-Behavior-Checklist	CBCL	4;0–18;0 Jahre
Youth Self Report	YSR	11;0–8;0 Jahre
Verhaltensfragebogen bei Entwicklungsstörungen	VFE-E	4;0–18;0 Jahre
Strenghts and Difficulties Questionnaire	SDQ	6;0–16;0 Jahre
Fremd- und Selbstbeurteilungsbögen zum Störungsbereich Störungen des Sozialverhaltens aus dem »Diagnostik-System für psychische Störungen nach ICD-10 und DSM-IV für Kinder und Jugendliche II« (DISYPS)	FBB-SSV SBB-SSV	4;0–17;11 Jahre 11;0–17;11 Jahre

Testverfahren	Abkürzung	Altersbereich
Intelligence and Development Scales (Untertests »Emotionen erkennen«, »Emotionen regulieren«, »soziale Situationen verstehen«, »sozial kompetent handeln«)	IDS	5;0–10;11 Jahre

Güteparameter der vorgeschlagenen neuropsychologischen Testverfahren zur Diagnostik von Kindern und Jugendlichen mit Verdacht auf FASD

Intelligenz/kognitive Leistungsfähigkeit

Snijders-Oomen non-verbaler Intelligenztest 2½–7 (SON-R 2½–7)

Die Datenerhebung zur deutschen Normierung fand von Dezember 2004 bis September 2005 statt (n = 1026).

Die Reliabilität der Gesamtwerte (Handlungsskala, Denkskala, Gesamt-IQ) liegt zwischen 0,83 und 0,90.

Im Rahmen der Untersuchung der Validität wurden verschiedene Aspekte der Aussagekraft des Testverfahrens untersucht. Z.B. wurde der Einfluss verschiedener Variablen (z. B. das Bildungsniveau der Eltern auf den IQ), aber auch Übereinstimmungen und Unterschiede im Vergleich mit anderen internationalen Testverfahren analysiert. Insgesamt konnte dabei festgestellt werden, dass der SON-R »eine gute prognostische Aussagekraft« besitzt.

Snijders-Oomen non-verbaler Intelligenztest 5½–17 (SON-R 5½–17)

In dritter, korrigierter Auflage seit 2005 lieferbar, die Normen sind aus den 1990er Jahren. Die Normierung für Hörende basiert auf einer repräsentativen Stichprobe von 1350 niederländischen Kindern. Auf der Grundlage einer Stichprobe von 768 gehörlosen Kindern können Prozentränge für den Gesamtwert Gehörloser angegeben werden.

Reliabilität:
Die interne Konsistenz der einzelnen Subtests liegt über die Altersgruppen gemittelt im Bereich von r = 0,71 bis r = 0,82, die des Gesamtwertes liegt bei r = 0,93.

Validität:
Der SON-R 5½-17 korreliert zu r = 0,59 mit Indikatoren der Schulkarriere (Schultyp, Sitzenbleiben und Zeugnisnoten). Der korrelative Zusammenhang mit einem Schulfortschrittstest für Grundschüler (Cito-Test) liegt bei r = 0,66. Zusätzlich wurden zahlreiche Studien mit gehörlosen Kindern durchgeführt, die die Validität des Verfahrens bestätigen.

Wechsler Preschool and Primary Scale of Intelligence – WPSSI-III

Normierung:

- Deutschland 2009
- Alter: 3;0–7;2 Jahre

Reliabilität:

- Testhalbierung r = 0,77–0,95

Validität:

- Kriteriumsbezogen: WISC III, r = 0,46–0,89
- Klinische Validität: überprüft an Hochbegabung, leichte Intelligenzminderung, expressive Sprachstörung, motorische Entwicklungsverzögerung, ADHD

Wechsler-Intelligenztest für Kinder (WISC-IV)

Deutschsprachige Bearbeitung und Adaption des WISC-IV von David Wechsler.

Normierung:

- Deutschland 2010; 3. ergänzte Auflage
- Erhebung: von Mai 2005 bis Juni 2006 in Deutschland, Österreich, Schweiz an 2600 Kinder und Jugendlichen an über 50 Standorten
- Alter: 16;0–89;0 Jahre

Reliabilität:

- Testhalbierung (Split-half) mit Spearman-Brown-Korrektur
- r = 0,62–0,97 (durchschnittliche Reliabilität der Skalen)
- r = 0,55–0,98 (insgesamt)
- Test-Retest: wird bei deutscher Normierung nicht im Manual berichtet

Validität:

- Kriteriumsbezogen: HAWIK-III r = 0,51–0,80 bzw. r_corr = 0,59–0,89
- Konstrukt: exploratorische und konfirmatorische Faktorenanalyse; Interkorrelation Untertests und Indexwerte r = 0,21–0,92
- Klinische Validität: überprüft an Kindern mit Hochbegabung, einer leichten oder mittelgradigen Intelligenzminderung; Lernstörungen; Aufmerksam-

keits-/Hyperaktivitätsstörungen; anderem sprachlichen und kulturellen Hintergrund, www.hawik-iv.uni-bremen.de

Wechsler-Intelligenztest für Erwachsene (WIE)

Deutschsprachige Bearbeitung und Adaption des WAIS-III von David Wechsler.

Normierung:

- Deutschland 2006
- Erhebung: 1999–2005 in Deutschland, Österreich, Schweiz an 1897 Probandinnen und Probanden
- Alter: 16;0–89;0 Jahre

Reliabilität:

- Testhalbierung (odd-even) mit Spearman-Brown-Korrektur
- r = 0,70–0,97 (durchschnittliche Reliabilitäten der Skalen)
- r = 0,53–0,98 (insgesamt)
- Test-Retest: nur bei WAIS-III, nicht bei deutscher Normierung
- Retest r = 0,48–0,93, für Gesamt-IQ: r = 0,96

Validität:

- Inhalt: Expertengremium und Literaturrecherche
- Konstrukt: Interkorrelation Untertests und Indexwerte r = 0,26–0,92
- Klinische Validität: überprüft an Personen, die während ihrer Schulzeit Probleme im Lesen, Schreiben, Rechnen hatten; Patienten mit Schädel-Hirn-Trauma; Patienten mit einer Major Depression; Linkshänder

Entwicklung

Bayley Scales of Infant Development-II

Normierung:

- USA 1993; BSID-II-NL, Niederlande 2002–2004
- Test auf Deutsch erhältlich
- Alter: 1–24 Monate

Reliabilität:

- Reliablitätskoeffizient α = 0,64–0,93
- Retest r = 0,77–0,91
- Interrater r = 0,75–0,96

Validität:

- Inhalt: Expertengremium
- Differenzierungsfähigkeit: Intelligenztests, Sprachentwicklungstests

Bayley Scales of Infant and Toddlers Development-III

Normierung:

- USA 2004
- Test auf Deutsch erhältlich
- Alter: 1–24 Monate

Reliabilität:

- Interne Kosistenz: Split-Half r = 0,76–0,94
- Retest r = 0,71–0,92
- Interrater r = 0,59–0,86

Validität:

- Differenzierungsfähigkeit: andere Tests
- klinisch: Down-Syndrom, Entwicklungsstörung, Cerebralparese, perinatale Asphyxie, pränatale Alkoholexposition, SGA, Frühgeborene, motorische und physische Behinderung, rezeptive und expressive Sprachstörung

Teilbereiche funktioneller ZNS-Auffälligkeiten

1 Sprache

Sprachentwicklungstest für zweijährige Kinder SETK-2

Normierung:

- Deutschland 2000
- Alter: 2;0–2;11 Jahre

Reliabilität:

- Interne Konsistenz α = 0,56–0,95

Validität:

- Konstrukt: Interkorrelation Untertests r = 0,55–0,82
- Konvergente Validität: Elternberichte r = 0,77–0,84
- Differenzierungsfähigkeit getestet signifikant gg. Hörprobleme, Frühgeborene
- Prognostische Validität: späte Wortlerner r = 0,6–0,7

Sprachentwicklungstest für drei- bis fünfjährige Kinder SETK 3–5

Normierung:

- Deutschland 2001
- Alter: 3;0–5;11 Jahre

Reliabilität:

- Interne Konsistenz α = 0,62–0,89

Validität:

- Konstrukt: Interkorrelation Untertests r = 0,22–0,66
- Differenzierungsfähigkeit getestet signifikant gg. dysphasisch sprachgestörte Kindern, Frühgeborene, Late Talker

Sprachstandserhebungstest für Fünf- bis Zehnjährige SET 5–10

Normierung:

- Deutschland 2009
- Alter: 5;0–10;11 Jahre

Reliabilität:

- Interne Konsistenz α = 0,61–0,91

Validität:

- im Manual nicht evaluiert.

2   Fein-/Graphomotorik oder grobmotorische Koordination

Movement Assessment Battery for Children M-ABC-2

(Handgeschicklichkeit, Ballfertigkeit, Balance)

Normierung:

- Originalnormen 2005–2006 Großbritannien und Nordirland
- Deutsche Vergleichsstudie 2007/2008 – Normen für Deutschland bestätigt
- Alter: 3;0–6;11, 7;0–10;11 und 11;0–16;11 Jahre (3 Testbatterien)

Reliabilität:

- Retest r = 0,62–0,92
- Interrater r = 0,92–1,0

Validität:

- Inhaltsvalidität: Skalen korreliert mit Gesamtwert r = 0,65–0,76 und Expertengremium
- Kriteriumsvalidität: Korrelation mit Mann-Zeichen-Test r = 0,66
- Klinische Validierungsstudien (Umschriebene Entwicklungsstörung motorischer Funktionen, Sprachstörungen, ADHS, Autistische Störungen, Lernstörungen, Intelligenzminderung)

Zürcher Neuromotorik

(Repetitive Bewegungen; Alternierende Bewegungen; Sequentielle Bewegungen; Adaptive Leistungen; Gleichgewicht; Haltung)

Normierung:

- Schweiz 1997
- Alter: 5;0–18;11 Jahre

Reliabilität:

- Zeitmessung:
  - Intra-Rater: r = 0,56–1,0
  - Inter-Rater: r = 0,32–0,99
  - Test-Retest: r = 0,38–0,89
- Mitbewegungen:
  - Intra-Rater: r = 0,53–0,90
  - Inter-Rater: r = 0,44–0,82
  - Test-Retest: r = 0,20–0,61
- Indizes:
  - Intra-Rater: r = 0,73–1,0
  - Inter-Rater: r = 0,62–0,98
  - Test-Retest: r = 0,40–0,91

Validität:

- Klinische Validität: motorische Ungeschicklichkeit, die pädagogischer oder medizinischer Intervention bedurfte, Frühgeborene, angeborener Herzfehler, Z.n. perinataler Asphyxie, spezifische Spracherwerbsstörung.

Sensitivität: 93 %
Spezifität: 93 %

3 Räumlich-visuelle Wahrnehmung und Räumlich-konstruktive Fähigkeiten

Developmental Test of Visual Perception DTVP-2

Normierung:

- USA 1992
- Alter: 4;0–10;11 Jahre
- Test nur auf Englisch, jedoch Beurteilung nicht sprachgebundener Leistungen

Reliabilität:

- Content Sampling α = 0,83–0,95
- Interne Konsistenz α = 0,77–0,96
- Retest r = 0,71–0,86
- Interrater r = 0,93–0,99

Validität:

- Kriteriumsbezogen: MVPT r = 0,65
- Inhalt und Konstrukt ebenfalls evaluiert

Developmental Test of Visual Perception DTVP-A (Adolescent and Adult)

Normierung:

- USA 2002
- Alter: 11;0–75;0 Jahre
- Test nur auf Englisch, jedoch Beurteilung nicht sprachgebundener Leistungen (Erhebung 1999–2000 in den USA an 1664 Personen in 19 Staaten)

Reliabilität:

- Content Sampling (subtests) α = 0,77–0,89
- Content Sampling (indexes) α = 0,85–0,93
- Retest r = 0,70–0,84
- Interrater r = 0,94–0,99

Validität:

- Kriteriumsbezogen: RCFT (DTVP-A Indexes; immediate recall) r = 0,48–0,78
- Kriteriumsbezogen: RCFT (DTVP-A Indexes; delayed recall) r = 0,52–0,64
- Kriteriumsbezogen: DAP: IQ (Draw a person) und DTVP Index: r = 0,36–0,42
- Kriteriumsbezogen: CTMT (Comprehensive Trail Making Test) und DTVP-Index: r = 0,40–0,76
- Inhalt und Konstrukt ebenfalls evaluiert; laut Autoren ist Inhaltsvalidität (Testmanual S. 66) und Konstruktvalidität (konfirmatorische Faktorenanalyse; Testmanual S. 74) gegeben.

Abzeichentest für Kinder (ATK)

(Neubearbeitung in Anlehnung an den Itempool des Gailinger Abzeichentest mit Markierungshilfen, GAT)

Normierung:

- Deutschland 2004 (Erhebung an 350 gesunden Kindern)
- Alter: 7;0–12;0 Jahre

Reliabilität: bisher keine Angaben dazu.

Validität: Konstrukt:

- Klinik: neurologische Stichprobe von Kindern mit gesicherter räumlich-konstruktiver Störung und neurologische Stichprobe von Kindern ohne räumlich-konstruktive Störung.

- Korrelation des GAT und Mosaiktest (MT) aus HAWIK: r = 0,50
- Cut-off-Wert (ATK) und Wertpunkt von ≤ 4 (MT): Übereinstimmung von 87,5 %; die Autoren gehen daher von einer guten klinischen Validität des ATK aus (S. 30).

Rey Complex Figure Test and Recognition Trial RCFT

(visuell-räumliches Gedächtnis und visuell-räumliche Konstrukt-Fähigkeiten)

Normierung:

- USA 1993
- Alter: 6;0–89;0 Jahre
- Test nur auf Englisch, jedoch Beurteilung nicht sprachgebundener Leistungen

Reliabilität:

- Interrater r = 0,93–0,99
- Retest r = 0,76–0,89

Validität:

- Konstrukt: Klinik: Gehirnschäden
- Korrelation mit Subtests anderer neuropsycholog. Testverfahren
- Diskrimination Gesund/psychiatrisch krank/Gehirnschaden
    - Copy: richtig positiv 57,8 %
    - Recall: richtig positiv 61,1 %
    - Recall and Recognition richtig positiv 77,8 %

4 Exekutive Funktionen

Testbatterie zur Aufmerksamkeitsprüfung (TAP)

Version 2.3 (Version 2012)

Normierung:

- Deutschland 2007
- Erhebung: Normierungsdaten aus unterschiedlichen Studien, aus denen jeweils unterschiedliche Teilmengen von Tests verwendet wurden
- Tests sind nicht in gleichem Umfang für Erwachsene und Jugendliche normiert
- Alter: 6;0– 90;0 Jahre (abhängig vom jeweiligen Untertest)

Reliabilität:

- Testhalbierung (Odd-Even-Reliabilität): r = 0,219–0,997 (insgesamt für alle Tests; Kinder- und Jugendliche: 6–19 Jahre);

- Insgesamt: die Reliabilitäten der Reaktionszeitmediane liegen überwiegend über 0,90, daher zufriedenstellend bis sehr gut; die Reliabilitäten der Fehlermaße sind hingegen häufig unzureichend;
- Test-Retest: siehe vorläufige Ergebnisse für Erwachsene (Test-Manual: S. 99–100); Es liegt eine Studie von Földényi et al. (2000) zur Reliabilität und Retest-Stabilität bei 95 Deutschschweizer Schulkindern vor (7–10 Jahre): r_tt = 0,84; insgesamt: mittlere bis hohe Reliabilitäten mit Ausnahme des Untertests: Geteilte Aufmerksamkeit: r_tt = 0,32; insgesamt: deutlich bessere Reliabilitäten bei Reaktionszeitmedianen im Vergleich zu Kriterien der Leistungsgüte (Auslassungen, Fehler).

Validität:

- Konstrukt: Studien zur faktoriellen Validität liegen vor.
- Klinische Validität: Studien mit neurologischen Patienten, psychiatrischen Patienten, pharmakologische Studien, funktionelle Bildgebungsstudien, Studien mit Kindern und Studien mit älteren Probanden; Studien mit Kindern:
  - Földényi et al. (2000): klinische Validierungsstudie an Kindern mit ADHS: 90 % der Kinder konnten korrekt der ADHS-Gruppe oder Kontrollgruppe zugeordnet werden anhand Reaktionszeit-Schwankungen im Go/Nogo, Fehleranzahl bei Flexibilität (Wechsel: nonverbal) und Testalter; Kriteriumsvalidität: Korrelation TAP und Eltern-/Lehrerurteile (standardisierte Fragebögen): signifikante Korrelation Go/Nogo, Inkompatibilität, geteilte Aufmerksamkeit, Flexibilität
  - Koschak et al. (2003): ADHS-Kontrollgruppe
  - Tucha et al. (2005): ADHS-Gesunde Kinder
  - Heubrock et al. (2001): Inanspruchnahme neuropsychologischer Ambulanz
  - Kunert et al. (1996): faktorielle Validität

Testbatterie zur Aufmerksamkeitsprüfung für Kinder (KITAP)

Normierung:

- Deutschland 2002
- Erhebung: Normierungsdaten aus unterschiedlichen Studien, aus denen jeweils unterschiedliche Teilmengen von Tests verwendet wurden aus Deutschland, Frankreich, Belgien, Italien, Schweiz, Österreich
- Alter: 6;0–10;0 Jahre

Reliabilität:

- Testhalbierung (Split-Half-Reliabilität):
- r = 0,64–0,97 (insgesamt für alle Tests; Kinder: 6–7 Jahre)
- r = 0,63–0,96 (insgesamt für alle Tests; Kinder: 8–10 Jahre)
- Insgesamt: die Reliabilitäten der Reaktionszeitmediane deutlich besser, z. T. sehr gut; die Reliabilitäten der Fehlermaße sind hingegen häufig im unteren Bereich, aufgrund insgesamt eher geringer Auslassungen als Artefakte zu betrachten.

Validität:

- Konstrukt: Studien zur faktoriellen Validität liegen vor.
- Klinische Validität: Studien bei Kindern mit ADHS und nach Hirnschädigung

Regensburger Wortflüssigkeitstest (RWT)

Die Normen stammen aus dem Jahr 2000 (n (Kinder) = 184).

Reliabilität:
Keine Angaben zur internen Konsistenz. Retest-Reliabilitätskoeffizienten zwischen 0,72 und 0,89 (N = 80). Interrater-Reliabilität = 0,99.

Validität:
Die Autoren verweisen auf die umfangreiche Literatur zu diesem gut eingeführten Verfahren. Für eine Unterstichprobe (N = 94) wurden außerdem Korrelationen mit Leistungen in IQ- und anderen neuropsychologischen Tests berechnet. Am höchsten korrelieren die Ergebnisse mit einem Test zur figuralen Flüssigkeit (5-Punkte-Test, Regard 1982; Korrelation mit S-Wörtern r =.512). Bezüglich der klinischen Validität verweisen die Autoren auf die Sensibilität dieses etablierten Verfahrens für verschiedene klinische Gruppen und auf die Ergebnisse in denen von ihnen erhobenen Patientengruppen.

Turm von London – Deutsche Version (TL-D; Tucha und Lange 2004)

Der Test in der deutschen Version beinhaltet insgesamt 20 Aufgaben, die komplexe Planungsprozesse erfordern. Der Testaufbau besteht aus 3 verschiedenfarbigen Kugeln, die auf 3 nebeneinander angeordneten Stäben von unterschiedlicher Länge angeordnet sind. Auf den Stäben ist entweder Platz für eine, zwei oder drei Kugeln. Der Proband soll dabei von einem Ausgangszustand zu einem Zielzustand kommen, d. h. er soll in minimalen Zügen die Kugeln so verändern, dass es mit dem Zielbild übereinstimmt. Pro Zug darf jedoch nur eine Kugel verwendet werden. Der Schwierigkeitsgrad nimmt bei den 20 Aufgaben zu (von 3 bis 6 Zug-Problemen). Um die Transformationsaufgaben in der vorgegebenen Anzahl von minimalen Zügen zu lösen, müssen Handlungsoptionen vorher im Kopf durchgegangen werden.

Der TL-D in dieser Version ist standardisiert und normiert. Es liegen Normierungen für Kinder und Jugendliche (Normstichprobe N = 299) im Alter von 6–15 Jahren vor sowie für Erwachsene (Normstichprobe N = 1263). Rohwerte sowie altersspezifische und bildungsspezifische Prozentrangwerte (PR) können somit ermittelt werden. Die Personen können Rohwerte von 0–20 erzielen. Dies entspricht der Anzahl der gelösten Aufgaben. Außerdem wird die Planungszeit protokollarisch erfasst. Für die Jugendlichen im Alter von 16 und 17 Jahren, für die keine gesonderten Normen vorliegen, wurde in dieser Untersuchung im Falle der 16-jährigen Jugendlichen die Normierung für 15-Jährige herangezogen und im Falle der 17-Jährigen sowie 18-Jährigen die bildungsspezifische Normierung der Erwachsenenstichprobe.

Objektivität:
Die Durchführungsobjektivität wird laut Testhandbuch (Tucha O. und Lange W. 2004) aufgrund der von ihnen vorgenommenen Standardisierung als gewährleistet beschrieben. Eine objektive Auswertung wird ebenfalls von den Autoren bestätigt.

Reliabilität:
Zusammenfassend ergeben sich gute bis zufriedenstellende Resultate bei der Überprüfung dieses Verfahrens auf Reliabilität (Tucha O. und Lange W. 2004):

a) Interne Konsistenz: Cronbachs Alpha = 0,785
b) Retest-Reliabilität: r = 0,861 (Halbtest-Reliablitätskoeffizient nach Spearman-Brown)

Validität:

- Inhaltsvalidität: In zahlreichen Studien wurde der »Turm von London« verwendet und dessen Sensitivität nachgewiesen. Eine Auflistung dieser klinischen Studien findet sich im Testhandbuch (Tucha O. und Lange W. 2004).
- Konstruktvalidiät: Der Zusammenhang zwischen dem Gesamtscore des TL-D und anderen kognitiven Leistungen wie allgemeine Intelligenz (Korrelation = 0,306), verbale Merkspanne (Korrelation = 0,297), verbales Arbeitsgedächtnis (Korrelation = 0,483), kognitive Verarbeitungsgeschwindigkeit (Korrelation = –0,509) und kognitive Flexibilität (Korrelation = –0,535) wurden anhand einer Teilstichprobe der Normstichprobe (n = 248) berechnet. Alle Korrelationen werden im Testhandbuch als statistisch bedeutsam (p < 0,01) berichtet. Es zeigte sich ein engerer Zusammenhang zur kognitiven Flexibilität (Korrelation = –0,535) und kognitiven Verarbeitungsgeschwindigkeit, die als exekutive Leistungen gesehen werden können. Auf der anderen Seite wird das im TL-D erfasste Merkmal nicht von anderen Verfahren erfasst.

Wisconsin Card Sorting Test (WCST; Heaton, Chelune, Talley, Chen, Kay & Curtiss 1993)

Der WCST wurde ursprünglich entwickelt, um die Fähigkeit zu abstraktem Denken und zur Änderung kognitiver Strategien in Reaktion auf veränderte Umweltkontingenzen zu erfassen (Berg 1948; Grant und Berg 1948, zitiert nach Heaton et al. 1993). Nach Luria (1973, zitiert nach Heaton et al. 1993) und Shallice (1982, zitiert nach Heaton et al. 1993) kann der WCST als Messinstrument der exekutiven Funktionen betrachtet werden, da die Fähigkeit zur Entwicklung und Beibehaltung einer angemessenen Problemlösungsstrategie und über verschiedene Reizbedingungen hinweg gefordert wird, um ein zukünftiges Ziel zu erreichen (zitiert nach Heaton et al.1993).

Der Untersucher legt bei diesem Testverfahren 4 Hauptkarten vor den Probanden, die sich in Form, Farbe und Anzahl der Symbole unterscheiden. Der Proband erhält dann nacheinander zwei Kartenstapel mit jeweils 64 Karten und muss jede Karte den 4 vorliegenden Hauptkarten zuordnen. Allerdings erhält der Proband keine Information, nach welcher Kategorie er dies tun soll. Nach der Zuordnung jeder Karte erfolgt vom Untersucher eine Rückmeldung, ob die Karte richtig oder falsch zugeordnet war. Dies soll dem Probanden helfen, die jeweilige Kategorie zu erkennen. Nach 10 durchgehend richtig gelegten Karten wird vom Untersucher ein Kategoriewechsel vorgenommen. Die neue Kategorie ist nun wiederum vom Probanden zu erkennen. Die Kurzversion besteht aus der Sortierung des ersten Kartenstapels mit 64 Karten. Dieser Test dauert laut Testhandbuch 20–30 Minuten.

Der WCST kann bei Kindern von 6 Jahren bis ins hohe Erwachsenenalter eingesetzt werden. Die Normierung erfolgte altersspezifisch von 6,5 Jahre bis 89 Jahre. Die Normierungsstichprobe bestand aus 899 Personen, wovon 453 Kinder und Jugendliche waren. Die Auswertung erfolgt nicht hinsichtlich einer Gesamtleistung; es werden 16 verschiedene Variablen erfasst, wie Anzahl der erkannten Kategorien, die gesamte Anzahl richtiger und falscher Antworten, ineffizientes Lernen, Perseverationen, Perseverationsfehler, Aufrechterhalten einer adäquaten Strategie, ineffiziente Konzeptualisierung.

Objektivität:
Die vorliegende Version ist bzgl. der Durchführung des Verfahrens und der Auswertung standardisiert. Zur Übereinstimmung der Auswertung zwischen verschiedenen Anwendern liegen einige Studien vor (Axelrod et al. 1992; Huettner et al. 1989, zitiert nach Heaton et al. 1993). Die Inter- und Intrascorer-Übereinstimmung wurden als exzellent beschrieben.

Reliabilität:
Die Autoren berichten eine moderate bis gute Reliabilität bei Kindern und Jugendlichen. Der generalizability coeffizient lag zwischen 0,39 und 0,72, mit einem Mittelwert von 0,57 und Median von 0,60.

Validität:
Der WCST wurde in zahlreichen Studien und bei sehr unterschiedlichen Gruppen eingesetzt. Viele der Studien werden im Testhandbuch aufgelistet und näher beschrieben. Insgesamt betrachten die Autoren die Validität des WCST zur Erfassung der Exekutivfunktionen bei neurologischen Patienten als nachgewiesen.

Behavioral Assessment of the Dysexecutive Syndrome (BADS; Wilson, Alderman, Burgess, Emslie, Evans, 1996)

Das Behavioral Assessment of the Dysexecutive Syndrome (BADS) beinhaltet sechs Untertests, mittels derer verschiedene Aspekte exekutiver Funktionen erfasst werden können. Es liegt eine deutsche Übersetzung vor (Ufer 2000).

Die Beurteilung der Testergebnisse erfolgt anhand der englischen Normierungsstudie. Deutsche Normen liegen bislang nicht vor. Andere Länder haben bisher ebenfalls auf die englischen Normierungsdaten zurückgegriffen (Ufer

2000). Die englische Normierungsstudie bestand aus 216 Kontrollpersonen im Alter von 16 bis 87 Jahren (M = 46,6; SD = 19,8), der NART-IQ lag durchschnittlich bei 102,7 (SD = 16,2, Bereich 69–129).

Objektivität:
Aufgrund der Standardisierung der Testdurchführung und Auswertung sollte die Objektivität des Tests gewährleistet sein.

Reliabilität:
- Inter-Rater-Reliabilität: Die Inter-Rater-Reliabilität wird für alle 6 Untertests als ausreichend hoch angegeben (zwischen 0,88 und 1,00). Für 8 der 18 Parameter wurde eine vollständige Übereinstimmung gefunden. Eine Auflistung der Werte für alle 18 Parameter findet sich im Testhandbuch.
- Test-Retest-Reliabilität: Die Autoren der Testbatterie fanden einen klaren Trend zur Verbesserung der Testwerte in einer zweiten Testung, auch wenn der Unterschied der Mittelwerte nicht signifikant war (t > 0,05). Dies konnte in einer neueren Studie bestätigt werden (Jelicic et al. 2001).

Validität:
Zur Untersuchung der Validität des BADS wurden 78 neurologische Patienten mit dem BADS und einer Reihe von anderen Verfahren (dem WAIS-R; Wechsler 1981, dem Cognitive Estimates Test; Shallice und Evans 1978 und der Kurzform des Wisconsin Card Sorting Tests; Nelson 1976) untersucht. Im Vergleich der Patientenstichprobe mit der Kontrollstichprobe ergaben sich durch paarweise t-Tests signifikante Unterschiede der Gesamtprofilwerte der Gruppen (p < 0,0001). Die Kontrollgruppe zeigte nicht nur im Gesamtprofilwert deutlich bessere Punktwerte, sondern sie waren auch in jedem einzelnen Untertest signifikant besser als die Patienten. Der geringste Unterschied zwischen den Gruppen ergab sich für die Schlüsselsuche, der größte für den Modifizierten Sechs-Elemente-Test. Weitere Studien unterstützten die Anwendbarkeit und Nützlichkeit des BADS bei Patienten mit Schizophrenie (Ihara et al. 2000; Krabbendam et al. 1999), bei chronisch alkoholkranken Patienten (Moriyama et al. 2000) und bei depressiven Patienten (Paelecke-Haberman et al. 2005).

Behavioural Assessment of the Dysexecutive Syndrome for Children (BADS-C)

Vom BADS-C existiert eine britische, keine deutsche, Version.
Die Normen (N = 259) sind von 2003.
Numerische Angaben zu Reliabilität und Validität werden nicht gemacht.
Zur Untersuchung der Validität wurden jedoch Vergleiche mit zwei anderen internationalen Testverfahren – Strenghts and Difficulties Questionnaire (SDQ) und Dysexecutive Syndrome Questionnaire for Children (DEX-C) – angestellt: »BADS-C would therefore seem to be a valid test of executive functioning in everyday life.« (Manual) »BADS-C is a scientifically valid and reliable battery of tests of executive functioning for children and adolescents…« (Pearson Assessment). Durch Erfahrungen in der klinisch-psychologischen Anwendung

des BADS-C schätzen die Leitlinien-Autoren, dass das Verfahren trotz mangelnder Überprüfung der Gütekriterien eine hohe klinische Validität besitzt.

5   Rechenfertigkeiten

Deutscher Mathematiktest DEMAT – basierend auf Lehrplänen der deutschen Grundschule

DEMAT 1+

Normierung:

- Deutschland 2000
- Alter: Ende der 1. Klasse bis Anfang der 2. Klasse
- Geschlechter getrennt

Reliabilität:

- Retest r = 0,65
- Interne Konsistenz:
  - Kl. α = 0,89
  - 2. Kl. α = 0,88

Validität:

- Kriteriumsbezogen: Basisfähigkeiten Zahlenraum r = 0,77
- Lehrerbeurteilung r = 0,66
- Schnelligkeit Kopfrechnen r = 0,57

DEMAT 2+

Normierung:

- Deutschland 2001/2002
- Alter: Ende der 2. Klasse bis Anfang der 3.Klasse
- Geschlechter getrennt

Reliabilität:

- Interne Konsistenz
  - 2. Kl. α = 0,93
  - 3. Kl. α = 0,91
- Testhalbierung
  - 2. Kl. r = 0,95
  - 3. Kl. r = 0,94

Validität:

- Kriteriumsbezogen:
  - Mathematik-Note r = 0,66
  - Rechenhefte r = 0,66
  - Schnelligkeit Kopfrechnen r = 0,53

- Prognostische Validität:
  - Mathematik-Note 3. Kl. 0,67
  - Mathematik-Note 4. Kl. 0,64

DEMAT 3+

Normierung:

- Deutschland 2003/2004
- Alter: Letzte 6 Wochen der 3. Klasse bis erste 6 Wochen der 4. Klasse
- Geschlechter getrennt.

Reliabilität:

- Interne Konsistenz
  - 3. Kl. $\alpha = 0{,}83$
  - 4. Kl. $\alpha = 0{,}81$
- Testhalbierung
  - 3. Kl. $r = 0{,}86$
  - 4. Kl. $r = 0{,}83$
- Paralleltest
  - 3. Kl. $r = 0{,}87$
  - 4. Kl. $r = 0{,}76$

Validität:

- Kriteriumsbezogen: Mathematik-Note
  - 3. Kl. $r = -0{,}68$
  - 4. Kl. $r = -0{,}50$
- Prognostische Validität: Mathematik-Note
  Ende der 4. Kl. $r = -0{,}68$
  weitere Beschulung $p = 0{,}60$

DEMAT 4+

Normwerte:

- Deutschland 2003/2004
- Alter: 3 Wochen vor und nach Halbjahreswechsel der 4. Klasse bis 6 Wochen vor Ende der 4. Klasse
- Geschlechter getrennt.

Reliabilität:

- Interne Konsistenz
  - Mitte 4. Kl. $\alpha = 0{,}84$
  - Ende 4. Kl. $\alpha = 0{,}85$
- Paralleltest $r = 0{,}82$

Validität:

- Mathematik-Note Ende 4. Kl. r = -0,7
- Weitere Beschulung p = 0,67
- Heidelberger Rechentest r = 0,72

Zareki-K

Normierung:

- Deutschland und Schweiz 2007
- Alter: 5;0–7;5 Jahre
- Geschlechter getrennt

Reliabilität: α = 0,73–0,94

Sensitivität: 68,5 %
Spezifität: 95,5 %

Zareki-R

Normierung:

- Deutschland und Schweiz 2006
- Alter: Klassen 1–4 (79–162 Monate)
- Geschlechter getrennt

Reliabilität: α = 0,93–0,97

Validität: Kriteriumsbezogen:

- Lehrerbeurteilung: r = 0,69
- Mathematik-Note: r = 0,64

6   Lern- oder Merkfähigkeit

Verbaler Lern- und Merkfähigkeitstest (VLMT)

Die Normen stammen aus dem Jahr 2001 (n = 515).

Reliabilität:
Zur internen Konsistenz werden keine Angaben gemacht. Zur Untersuchung der Retest-Reliabilität wurde bei einer nicht näher beschriebenen Gruppe von 149 Patienten eine zweite Messung nach 8 bis 12 Monaten mit einer der beiden Parallelformen durchgeführt. »Retest-Paralleltestkorrelationen« zwischen den beiden Messungen wurden berechnet und darauf aufbauend kritische Differenzen für Leistungsveränderungen.

Validität:

- Summarisch werden faktorenanalytische Studien mit den VLMT-Variablen angeführt, auf die sich die Herausarbeitung der »Hauptvariablen« des Tests stützt und die die geringe klinische Relevanz der Fehlervariablen unterstreichen. Faktorenanalysen im Kontext von Testbatterien würden nahe legen, dass der Test sowohl »Kurz- als auch Langzeitaspekte« des Verbalgedächtnisses abzubilden vermag. Weiterhin wurde die Vergleichbarkeit von VLMT und ähnlichen international verwendeten Verfahren überprüft und bestätigt. In einer kleinen Vergleichsstudie mit 21 gesunden Kontrollprobanden zeigte sich, dass die zentralen Parameter des VLMT mit bildhaften Gedächtnisleistungen korrelieren, aber dass lediglich der erste Lerndurchgang (Dg1) mit Verfahren zum Arbeitsgedächtnis bedeutsam korreliert, nicht aber die »Hauptparameter«.
- Klinische Validität: Schwerpunkt bilden Studien zur funktionellen Neuroanatomie. Der VLMT erwies sich als sensitiv für linksseitige mesio-temporale Funktionsstörungen, insbesondere eine verzögerte Abrufleistung. Temporokortikale Läsionen wirken sich stärker auf das Lernen bzw. die Aufnahme ins Langzeitgedächtnis aus.

Battery for Assessment in Children – Merk- und Lernfähigkeitstest für 6- bis 16-Jährige (Basic MLT)

Die Datenerhebung zur Normierung fand zwischen Februar 2005 und Juli 2006 statt (n = 405).

Die Reliabilität der einzelnen Skalen liegt zwischen 0,78 und 0,86.

Hinsichtlich der Konstruktvalidität erfolgten Validierungsstudien auf der Subtest-/Skalenebene über die Interkorrelationen der Subtestwerte und den Testskalen einerseits sowie über einen Stichprobenvergleich zwischen der Normstichprobe und einer klinischen Population andererseits.

Hinsichtlich der klinischen Validität wurden die diskriminanten diagnostischen Eigenschaften über den Vergleich der Normstichprobe mit einer klinischen Inanspruchnahmepopulation ermittelt. Dabei wurde deutlich, dass sich klinische und Normstichprobe signifikant voneinander unterschieden.

7 Aufmerksamkeit

Test d2 Aufmerksamkeits-Belastungs-Test (d2)

Normierung:

- Deutschland 2002, 9. Aufl.; neu normiert und überarbeitet; Re-Normierung 2000 (»Eichstichprobe«, N = 3176); insgesamt basieren die neuen Normen auf d2-Testergebnissen von mehr als 6000 Personen; ca. 2152 von 9–18 Jahren)
- Alter: 9;0–60;0 Jahre

Reliabilität:

Interne Konsistenz: Cronbachs Alpha: α = 0,95–0,98;
- Split-Half, Spearman-Brown: r = 0,95–0,98
- Guttman Split Half: r_tt = 0,95–0,98
  - Bezieht sich auf neue Normierung, Re-test r = 0,59–0,94
  - Bezieht sich auf ältere Studien mit alten Normierungen, keine neuere Erhebung

Validität:
- Konstrukt: signifikante Ergebnisse zwischen Lehrereinschätzung der Antriebsdimension (Aktivität) und Kontrolldimension (Willenskraft) und d2-Ergebnissen.
- Eine Übersicht über ältere Studien zum Zusammenhang zwischen d2-Variablen und konstruktkonvergenten Tests findet sich im Testmanual (S. 35), r = -0,71–0,78.
- Drei neuere Studien zur Konstruktvalidität liegen aus dem US-amerikanischen Sprachraum vor (Brickenkamp & Zillmer 1998), davon sind die beiden Studien von Culbertson zu beachten: Hier wurden Schulkinder und ADHD-Kinder untersucht; es ergaben sich signifikante Zusammenhänge bei Schulkindern: zwischen dem Turm von London (TOL) und dem GZ-F-Wert des d2 (r = -0,34– -0,44); bei ADHD-Kindern ergaben sich signifikante Zusammenhänge zwischen TOL (r = -0,45– -0,51) und GZ-F-Wert, zwischen Computerized Progressive Maze Errors (CPMZ) und GZ-F (r = -0,37), zwischen Controlled Word Association Test (COWA) und GZ-F (r = -0,45); keine signifikante Korrelation bestand dagegen zum Wisconsin Card Sorting Test (WCST).
- Es liegt eine etwas neuere Untersuchung zum Zusammenhang zwischen dem IST-2000 und d2 vor (1999/2000): Fast alle vergleichbaren Korrelationskoeffizienten weisen auf geringe, aber statistisch signifikante Zusammenhänge hin (r < 0,30).
- Weiterhin findet sich eine Auflistung älterer Studien im Testhandbuch (S. 38).
- Zur empirischen Validität liegen Studien aus dem Bereich: Verkehrspsychologie, ABO-Psychologie, Sportpsychologie, Pädagogische Psychologie, Umweltpsychologie, Psychiatrie, Neurologie, Klinische und Medizinische Psychologie, Experimentelle Psychologie sowie Pharmakopsychologie vor.

Intelligence and Development Scales IDS – Untertest »Selektive Aufmerksamkeit«

Normierung:
- Schweiz, Deutschland, Österreich 2007/2008
- Alter: 5;0–10;11 Jahre

Reliabilität:

Interne Konsistenz α = 0,57–0,96
Re-test r = 0,34–0,88

Validität:

- Konstrukt: bilden Entwicklungsschritte ab, Interkorrelation, Faktorenanalyse
- Kriteriumsbezogen: mäßige Korrelation mit HAWIK und Schulleistungstests
- Differenzierungsfähigkeit: Hochbegabte, Lernbehinderung, Fremdsprachigkeit, hyperkinetische Störung, Asperger Syndrom, Aggressive Verhaltensauffälligkeiten

8 Soziale Fertigkeiten oder Verhalten

Elternfragebogen über das Verhalten von Kindern und Jugendlichen (CBCL)

Deutsche Bearbeitung der Child Behavior Checklist (CBCL), 2. Aufl. mit deutschen Normen (n = 2888 bzw. für die Problemskalen 2856)

Normierung:

- Deutschland 1998
- Alter: 4;0–18;0 Jahre

Reliabilität:

- Interne Konsistenz: klinische Stichprobe: $\alpha = 0{,}94$ (Gesamtauffälligkeitswert) bzw. $\alpha = 0{,}43 - 0{,}93$ (für die Skalen), Feldstichprobe: $\alpha = 0{,}92$ (Gesamtauffälligkeitswert) bzw. $\alpha = 0{,}21 - 87$ (für die Skalen)
- Re-test $r\_tt = 0{,}72 - 0{,}89$, für die Gesamtstichprobe $r\_tt = 0{,}81$ (Remschmidt und Walter 1990)

Validität:

- Konstrukt: Faktorenanalysen
- Externale Validität vergleichbar mit der englischen Version und Versionen anderer Länder
- Diskriminante: Gesamtproblemwert sehr gut geeignet als Screening-Instrument; Skala »Aufmerksamkeitsprobleme« diskriminiert am besten zwischen Kindern/Jugendlichen mit und ohne Störungen.

Sensitivität für den Gesamtproblemwert als Prädiktor (Cut-off: T-Wert ≥ 60): 83,6 %.
Spezifität für den Gesamtproblemwert als Prädiktor (Cut-off: T-Wert ≥ 60): 83,9 %.
Sensitivität für den Gesamtproblemwert als Prädiktor (klinischer Range; Cut-off: T-Wert > 63): 69,7 %.
Spezifität für den Gesamtproblemwert als Prädiktor (klinischer Range; Cut-off: T-Wert > 63): 92,2 %

Youth Self Report (YSR)

Die Normierung erfolgte 1998 anhand einer umfangreichen bundesweit repräsentativen Stichprobe von annähernd 1800 Kindern und Jugendlichen.

Das Verfahren ist wegen seiner standardisierten Instruktion und Normierung objektiv in Bezug auf Durchführung, Auswertung und Interpretation.

Reliabilität:
Die Reliabilität der Syndromskalen konnte in einer klinischen Stichprobe (N = 292) weitgehend bestätigt werden: Für die Gesamtauffälligkeit und die Skalen »Internalisierendes Verhalten« und »Externalisierendes Verhalten« werden gute interne Konsistenzen von α = 0,86 festgestellt. Die Reliabilitäten der Syndromskalen »Aggressives Verhalten«, »Angst/Depressivität«, »Körperliche Beschwerden«, »Dissoziales Verhalten« und »Aufmerksamkeitsprobleme« erweisen sich mit α = 0,70 als ausreichend.

Validität:
Die (faktorielle) Validität der Skalen wurde mittels Hauptkomponentenanalysen mit anschließender Varimax-Rotation anhand der 84 Items überprüft, aus denen sich die Syndromskalen zusammensetzen. Die Skalenbildung konnte in einer klinischen Stichprobe weitgehend bestätigt werden. Eine Ausnahme bildet dabei die Skala »Sozialer Rückzug«, die jedoch schon in der amerikanischen Original-Stichprobe nicht faktoriell abgesichert werden konnte. Darüber hinaus ließ sich die faktorielle Struktur anhand konfirmatorischer Analysen in der deutschen Feldstichprobe genauso wie in 22 anderen Kulturen bestätigen.

Verhaltensfragebogen bei Entwicklungsstörungen (VFE-E)

Deutschsprachige Bearbeitung der Developmental Behavior Checklist (DBC) von Einfeld und Tongue; die an der deutschen Stichprobe durchgeführten Analysen findet sich separat (Steinhausen und Winkler 2005); die deutsche Normierung wurde an 721 Kindern und Jugendlichen ermittelt aus 75 Institutionen.

Normierung:

- Deutschland 2007
- Alter: 4;0–18;0 Jahre

Reliabilität:

- Re-test: ICC = 0,83–0,89 (deutsche Normierung)
- Interrater (Eltern): ICC = 0,80 (DBC: australische Normierung)
- Interrater (Veränderungssensitivität: DBC und klinische Beurteilungswerte): r = 0,86 (DBC: australische Normierung)

Validität:

- Inhalt: Krankengeschichten, Interviews, erfahrene Kliniker
- Konstrukt: Faktorenanalyse: interne Konsistenz am niedrigsten bei »Angst«, Zuverlässigkeit dieser Subskala unbefriedigend, ansonsten für VFE-E gegeben: α = 0,58–0,90

- Diskriminante (Interkorrelationen der Subskalen sowie der 3 Grade der GB für VFE-E): überwiegend unter r = 0,60 (hinreichende Unabhängigkeit der Skalen), r = 0,17–0,69
- Differenzierungsfähigkeit: fetales Alkoholsyndrom, Prader-Willi-Syndrom, fragiles X-Syndrom, tuberöse Sklerose sowie Differenzierung zwischen Autismus und geistiger Behinderung (Steinhausen et al. 2004).
- Klinische Validität des DBC: überprüft an Autismus, Depression, Psychose, Hyperaktivität, Angst

Sensitivität für den DBC-Gesamtwert: 83 %
Spezifität für den DBC-Gesamtwert: 85 %

Strenghts and Difficulties Questionnaire (SDQ-DEU)

Deutschsprachige Bearbeitung der Strenghts and Difficulties Questionnaire (SDQ) von Goodman (die deutsche Übersetzung erfolgte 1997). Es existiert eine Elternversion, Lehrerversion und Selbstversion.

Die deutsche Normierung (Elternversion) wurde an 930 Eltern ermittelt.

Anmerkung: frei verfügbarer Fragebogen unter www.sdqinfo.org, hier finden sich Übersetzungen und eine Auflistung und Zusammenfassung bisheriger Publikationen.

Normierung:

- Deutschland 2002 (Elternversion)
- Alter 6;0–16;0 Jahre

Reliabilität:

- Cronbachs Alpha: α = 0,58–0,76 (einzelne Skalen)
- Cronbachs Alpha: α = 0,82 (Gesamtproblemwert)
- Es liegt eine zufriedenstellende interne Konsistenz vor (Klasen et al. 2003).

Validität:

- Inhalt: orientiert an älteren Fragebögen (Rutter) bzw. Faktorenanalysen längerer Fragebögen und nosologischen Konzepten
- Konstrukt: Faktorenanalysen: Bestätigung der englischen Skalen
- Kriteriumsbezogen: r = 0,68–0,82 (Skalen des SDQ und CBCL; Klasen et al. 2000)
- Klinische Validität: überprüft an einer klinischen Stichprobe (Becker et al. 2004)

Diagnostik-System für psychische Störungen nach ICD-10 und DSM-IV für Kinder und Jugendliche – II (DISYPS-II)

- Fremdbeurteilungsbogen/Selbstbeurteilungsbogen für den Störungsbereich ADHS (FBB-ADHS/SBB-ADHS)
- Fremdbeurteilungsbogen/Selbstbeurteilungsbogen für den Störungsbereich Störungen des Sozialverhaltens (FBB-SSV/SBB-SSV)

Es liegen Normen (offenbar aus dem Jahr 2000, genaue Angaben ließen sich nicht finden) für Fremd- und Selbstbeurteilungsbögen zur Erfassung von ADHS und Störungen des Sozialverhaltens vor.

Reliabilität:
Die Reliabilität der einzelnen Fragebögen kann mit Werten von $\alpha = 0{,}74$ bis $\alpha = 0{,}94$ als zufriedenstellend bis sehr gut bezeichnet werden.

Validität:
Die Konstruktvalidität wurde anhand von Faktorenanalysen überprüft und kann ebenfalls als zufriedenstellend bezeichnet werden. Da die Verfahren die Diagnose-Kriterien von ICD-10 und DSM-IV umsetzen, sind sie auch als inhaltlich valide anzusehen. Korrelationen zwischen Fremdbeurteilungsbogen, Selbstbeurteilungsbogen und Diagnose-Checklisten für ADHS, Störungen des Sozialverhaltens, Angst und Depression an Feldstichproben und klinischen Stichproben weisen außerdem auf eine gute konvergente und divergente Validität der Verfahren hin.

**Intelligence and Development Scales IDS –
Untertests »Emotionen erkennen«, »Emotionen regulieren«,
»Soziale Situationen verstehen«,
»Sozial kompetent handeln«**

Normierung:

- Schweiz, Deutschland, Österreich 2007/2008
- Alter: 5;0–10;11 Jahre

Reliabilität:

- Interne Konsistenz $\alpha = 0{,}57–0{,}96$
- Re-test $r = 0{,}34–0{,}88$

Validität:

- Konstrukt: bilden Entwicklungsschritte ab, Interkorrelation, Faktorenanalyse
- Kriteriumsbezogen: mäßige Korrelation mit HAWIK und Schulleistungstests
- Differenzierungsfähigkeit: Hochbegabte, Lernbehinderung, Fremdsprachigkeit, hyperkinetische Störung, Asperger-Syndrom, Aggressive Verhaltensauffälligkeiten

Register

4

4-Digit Diagnostic Code 12

A

ADHS 50
Alkoholbedingte angeborene Fehlbildungen ARBD (alcohol related birth defects) 72
Alkoholbedingte entwicklungsneurologische Störung ARND (alcohol related neurodevelopmental disorders) 68–71
- Diagnosekriterien 68
- ZNS-Auffälligkeiten 70

Alkoholexposition, intrauterine 55, 63, 71
Alkoholkonsum, mütterlicher 63, 71
- Eingeschlossene Literatur zu Risikofaktoren 81
- Gesundheitsbezogene Risikofaktoren 30, 33, 62
- Prävalenz 25, 78
- Psychologische Risikofaktoren 32–33
- Risikofaktor Alter 30, 32
- Risikofaktor Nationalität 30, 33
- Risikofaktor Schwangerschaftsbesonderheiten 31, 33
- Risikofaktor Soziale Umgebung 31, 33
- Risikofaktor Sozioökonomischer Status 31, 33
- Risikofaktoren 29, 62, 80

Aufmerksamkeit 48, 59, 70, 135
- Diagnostik, neuropsychologische 118

B

Beeinträchtigungen bei Kindern und Jugendlichen mit FASD 49, 61
- Beeinträchtigungen in den sozialen Fertigkeiten 48, 50, 59, 61–62, 70
- Beeinträchtigung räumlich-visuelle Wahrnehmung 48, 50, 59, 61, 70
- Defizite Lern- und Merkfähigkeit 48, 50, 59, 61, 70
- Einschränkungen in den Exekutivfunktionen 48, 50, 59, 61, 70
- Hyperaktivität 48, 50, 59, 61, 70
- Störung der Rechenfertigkeiten 48, 50, 59, 61, 70

Bundesministerium für Gesundheit 12

C

Child Behaviour Checklist (CBCL) 50, 118

D

Diagnostische Kriterien
- des FAS 36–55
- des pFAS 56–67
- der ARND 68–71
- der ARBD 72
- Methodik systematische Literaturrecherche zum FAS 87–93, 99–103
- Methodik systematische Literaturrecherche zum pFAS, zu der ARND und der ARBD 104–114

Diagnostik, neuropsychologische – bei Kindern und Jugendlichen mit Verdacht auf FASD 115
- Aufmerksamkeit 118, 135
- Entwicklung 115, 121
- Exekutive Funktionen 116, 126

- Fein-/Graphomotorik und grobmotorische Koordination 116, 123
- Intelligenz/kognitive Leistungsfähigkeit 115, 119
- Lern- und Merkfähigkeit 116, 134
- neuropsychologische Testverfahren 119
- Räumlich-konstruktive Fähigkeiten 124
- Räumlich-visuelle Wahrnehmung 116, 124
- Rechenfertigkeiten 117, 132
- Soziale Fertigkeiten und Verhalten 118, 137
- Sprache 115, 122

Differentialdiagnosen zu den FASD 62, 72

E

Entwicklungsverzögerung 51
Epidemiologie 76
Epilepsie 51
Evidenztabellen 20
Exekutivfunktionen 48, 59, 70, 126–132

F

Faciale Auffälligkeiten 42, 58, 74
- Lidspaltenlänge 42–46
- Oberlippe 42–43
- Philtrum 42–43

Fähigkeiten
- räumlich-konstruktive 116, 124

Falsch-positive Diagnosen 67
Fein-/Graphomotorik 116

Fertigkeiten
- soziale 118, 137

Fetale Alkoholspektrumstörung (FASD)
- Diagnose 36
- Diagnostische Kriterien 61
- Eingeschlossene Literatur zu Risikofaktoren für die Entstehung 85
- Entwicklungsverzögerung 51
- Mütterliche Risikofaktoren 35
- neuropsychologische Diagnostik 115
- Risikofaktor Höhe des Alkoholkonsums 34
- Risikofaktor Zeitpunkt des Alkoholkonsums 34
- Risikofaktoren 34, 83
- systematische Literaturrecherche 89

Fetales Alkoholsyndrom (FAS)
- Algorithmus zur Abklärung 37
- Diagnose 36–55
- Prävalenz 25, 78
- systematische Literaturrecherche 99

Funktionelle ZNS-Auffälligkeiten 48, 59, 70
- Aufmerksamkeit 48–49, 59, 70
- Epilepsie 48, 59, 70
- Exekutive Funktionen 48–49, 59, 70
- Feinmotorik 48–49, 59, 70
- Intelligenzminderung 48–49, 59, 70
- kombinierte Entwicklungsverzögerung 48, 59, 70
- Koordination 48–49, 59, 70
- Lern- oder Merkfähigkeit 48, 59, 70
- Mathematik 49, 59, 70
- Räumlich-visuelle Wahrnehmung oder räumlich-konstruktive Fähigkeiten 48, 59, 70
- Räumlich-visuelle Informationsverarbeitung, räumliches Denken, räumliches Lernen oder räumliches Gedächtnis 49, 59, 70
- Rechenfertigkeiten 48, 59, 70
- Soziale Fertigkeiten oder Verhalten 48, 50, 59, 70
- Sprache 48–49, 59, 70

G

Genetisch bedingte Erkrankungen 74

I

Informiertes Einverständnis 63
Intelligenz 48, 59, 70, 119
- Diagnostik, neuropsychologische 115

Intelligenzminderung 48–49, 59, 70
Intrauterine Alkoholexposition 55, 63, 71

K

Kindeswohlgefährdung 67
Kognition 60
Komorbidität 72
Koordination 59, 61, 70
Körpermotorik 59, 61, 70
Kurz- und Langfassung der Leitlinie 22

L

Leistungserbringer 39, 71
Leistungsfähigkeit
– kognitive 115, 119
Leitlinie 12
– Anwenderzielgruppe 12
– Interessenkonflikte 23
– Verabschiedung 21
Leitlinienbericht 22
Leitliniengruppe
– Zusammensetzung 14
Leitlinienprojekt 16
– Expertinnen und Experten 15, 18
– Fachgesellschaften und Berufsverbände 14, 17
Lern- und Merkfähigkeit 61, 134
Lip-Philtrum-Guide 42–43, 58
Literaturrecherche, fokussierte 18, 25, 34, 76
Literaturrecherche, systematische 19, 99, 106
– Methodik 87, 104
– Schlüsselfrage zum FAS 19, 87
– zum pFAS, zur ARND und zu den ARBD 110

M

Merkfähigkeit 48, 59, 70, 134
– Diagnostik, neuropsychologische 116
Mikrocephalie 52, 60, 75

P

Partielles Fetales Alkoholsyndrom pFAS (partial fetal alcohol syndrome) 56–67
– Bestätigte oder wahrscheinliche intrauterine Alkohol-Exposition 56
– Diagnosekriterien 56
– Faciale Auffälligkeiten 56, 58
– ZNS-Auffälligkeiten 56, 59
Perzentile 52
– Wachstum 40
– Kopfumfang 52
– Lidspaltenlänge 44–46
Pocket Guide FASD 22
Psychologische Testverfahren 51, 115

R

Räumlich-konstruktive Fähigkeiten 48, 59, 61, 70
– Diagnostik, neuropsychologische 124–126
Rechenfertigkeit 48, 59, 70, 132
– Diagnostik, neuropsychologische 117

S

Soziale Fertigkeiten 48, 59, 61, 70
– Diagnostik, neuropsychologische 137–140
Sprache 48, 59, 70, 122
– Diagnostik, neuropsychologische 115
Sprachentwicklungsdefizite 60
Strukturelle ZNS-Auffälligkeiten 51, 53, 59
– Mikrocephalie 48, 52, 59, 70
– Kopfumfang 52

T

Testverfahren
– neuropsychologische Güteparameter 119
Toxische Effekte in der Schwangerschaft 74

V

Verhalten
– soziales 48, 59, 70, 118, 137
Verhaltensstörungen 48, 59, 61, 70
– Diagnostik, neuropsychologische 137–140

W

Wachstumsauffälligkeiten 40
– Body Mass Index 40
– Geburts- oder Körpergewicht 40
– Geburts- oder Körperlänge 40

Wachstumsstörungen –
Differentialdiagnosen 73
– postnatale 73
– pränatale 73
Wahrnehmung
– Diagnostik, neuropsychologische 124–126
– räumlich-visuelle 48, 59, 61, 70, 116, 124

Z

ZNS-Auffälligkeiten
– funktionelle 48, 59, 70, 74
– strukturelle 52–54, 59–60, 70, 75